# BÚSCAS Y ENCUENTRA EN EL HOSPITAL

Este libro pertenece a:

---

Escrito por Dra. Fei Zheng-Ward     Ilustrado por Emily Skinner

Traducido al español por Benjamin Sanabria Azurduy



Publicado por Fei Zheng-Ward, un sello editorial de FZWbooks.



Identificadores: ISBN 979-8-89318-179-1 (libro electronico)
ISBN 979-8-89318-180-7 (libro de bolsillo)

Encuentra estos objetos:

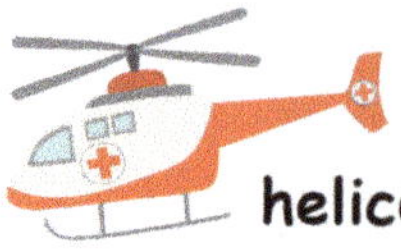
helicóptero

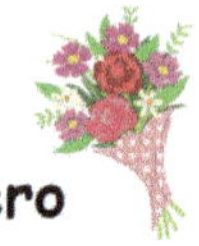
ramo de flores

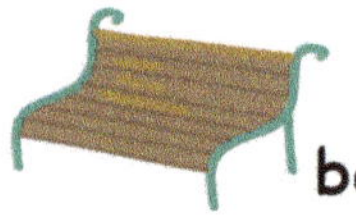
banco

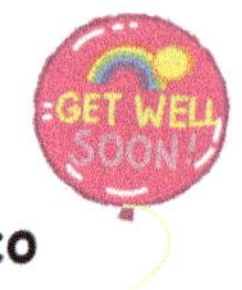

globo

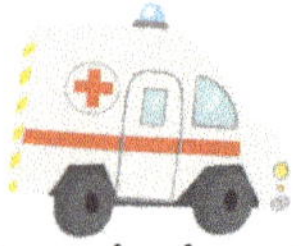
(2) ambulancias

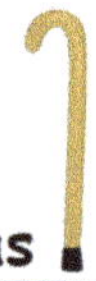
bastón

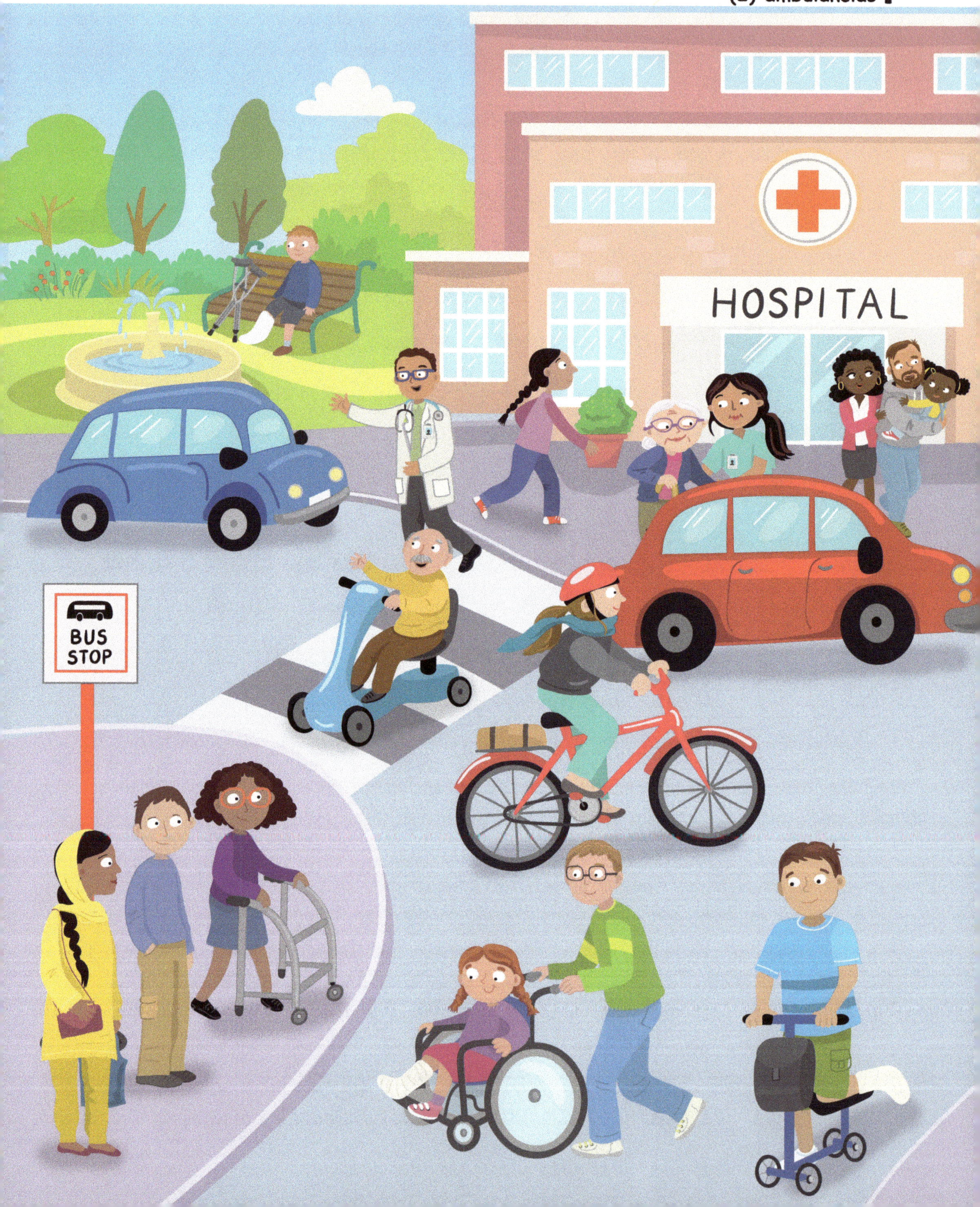

muletas fuente señal de estacionamiento accesible andador osito de peluche scooter para la rodilla parada de bus

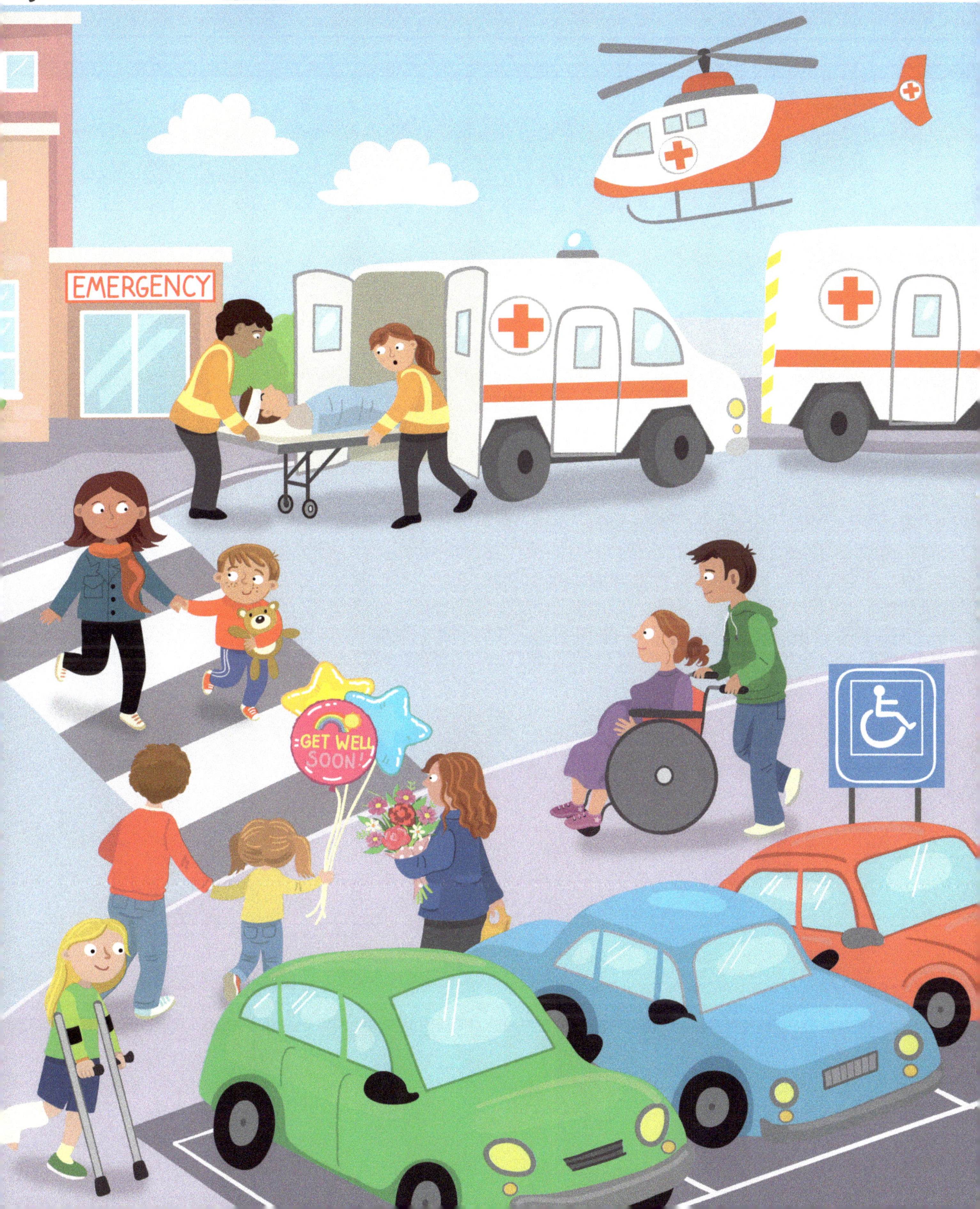

Encuentra estos objetos: (2) koalas · globo · pez payaso · medicina · (3) desinfectantes para manos · (2) bolígrafos · corbata

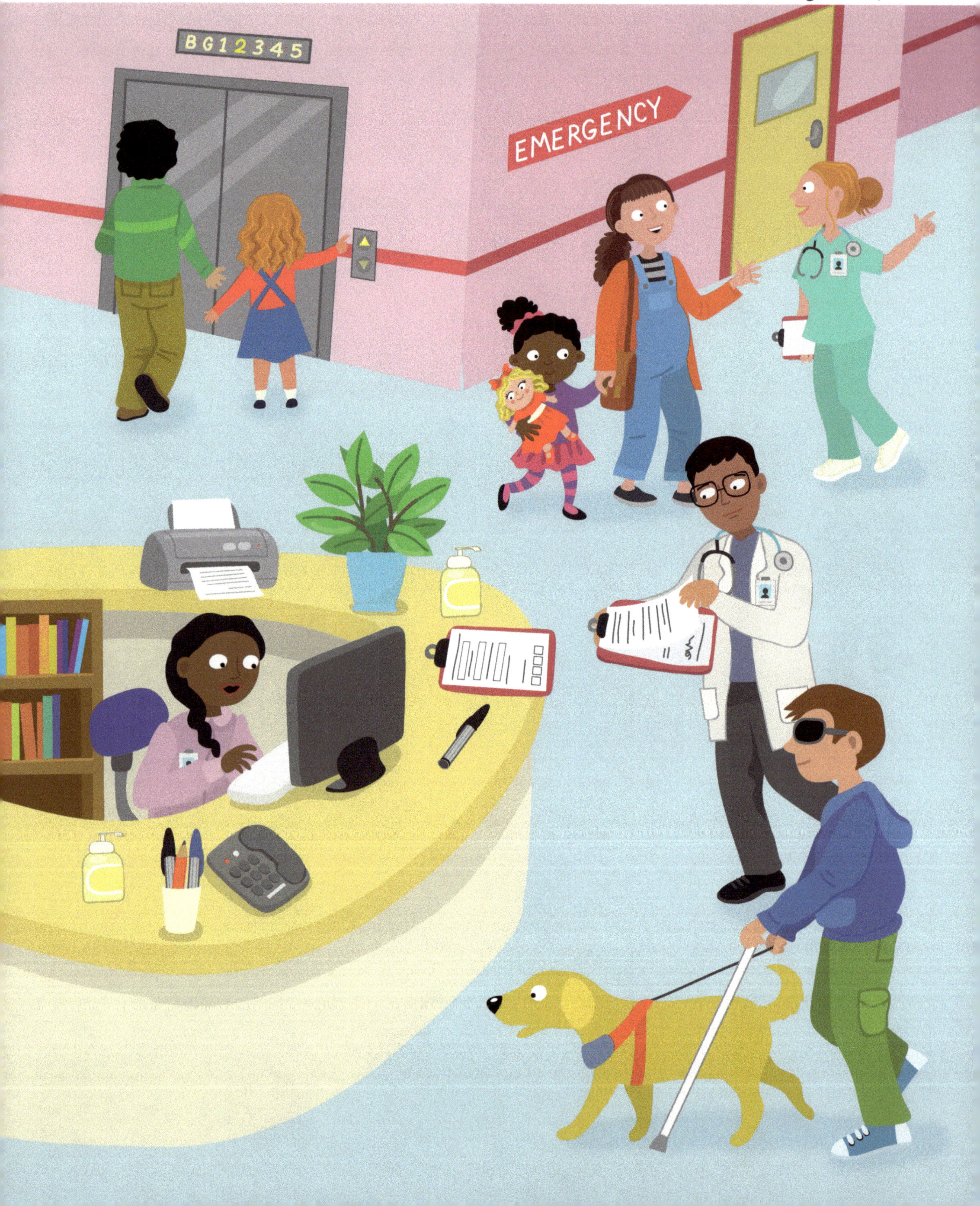

fax planta libro flores botones del ascensor muñeca

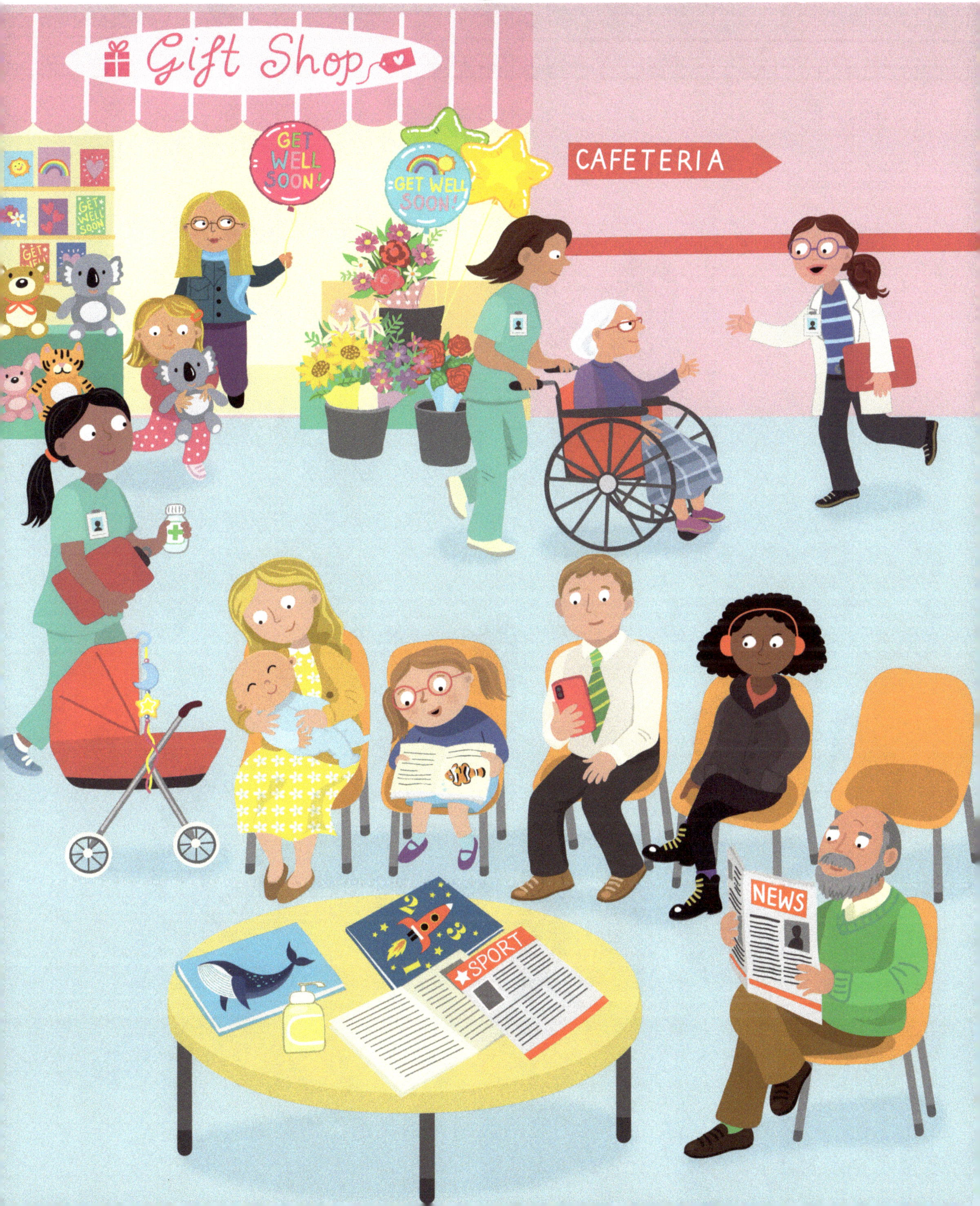

Encuentra estos objetos: radiografía · nota adhesiva · tubos de sangre · carro de emergencias · zapato · teléfono celular

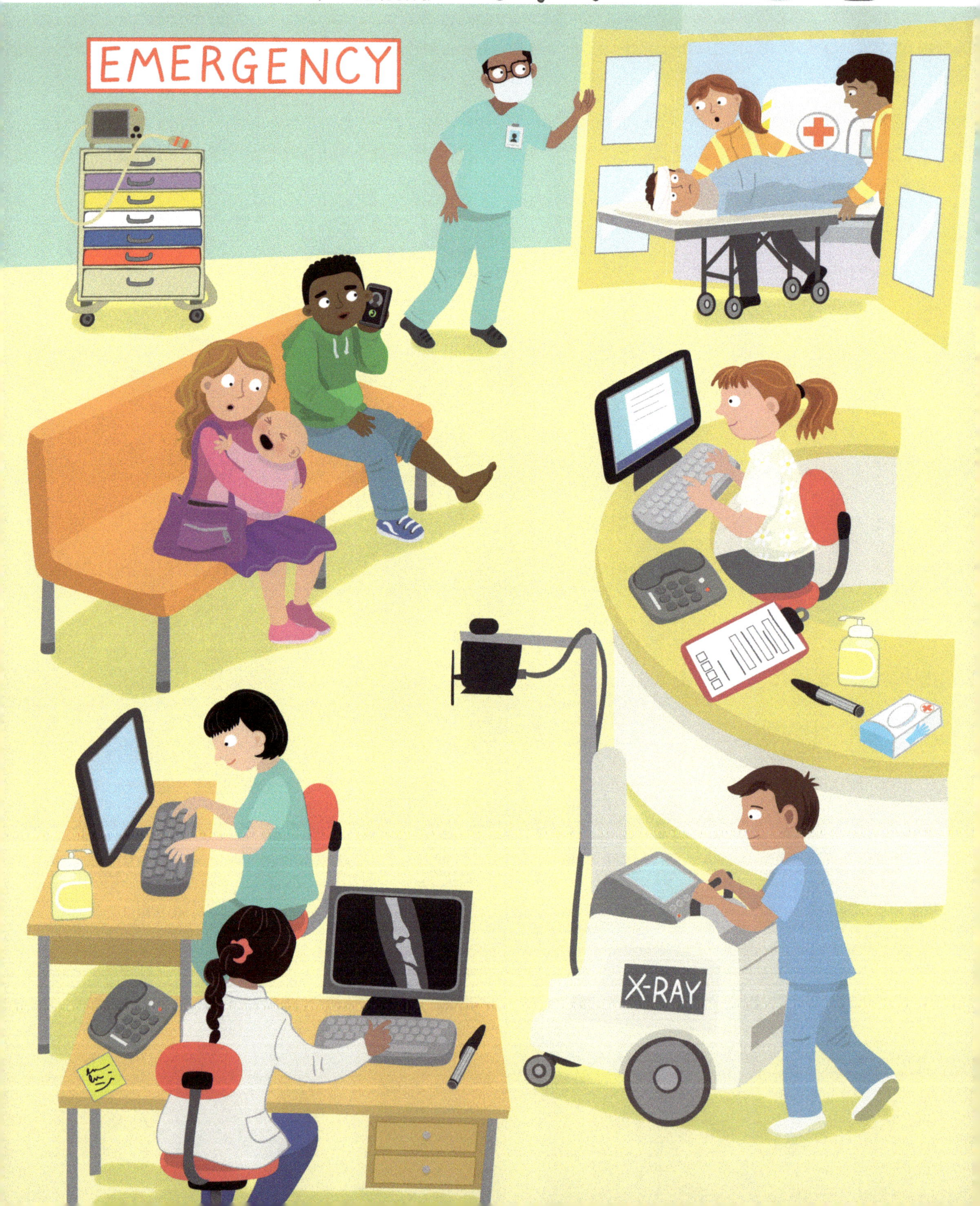

monitor

balde

cachorrito

brazalete para presión arterial

(2) teléfono

bolso

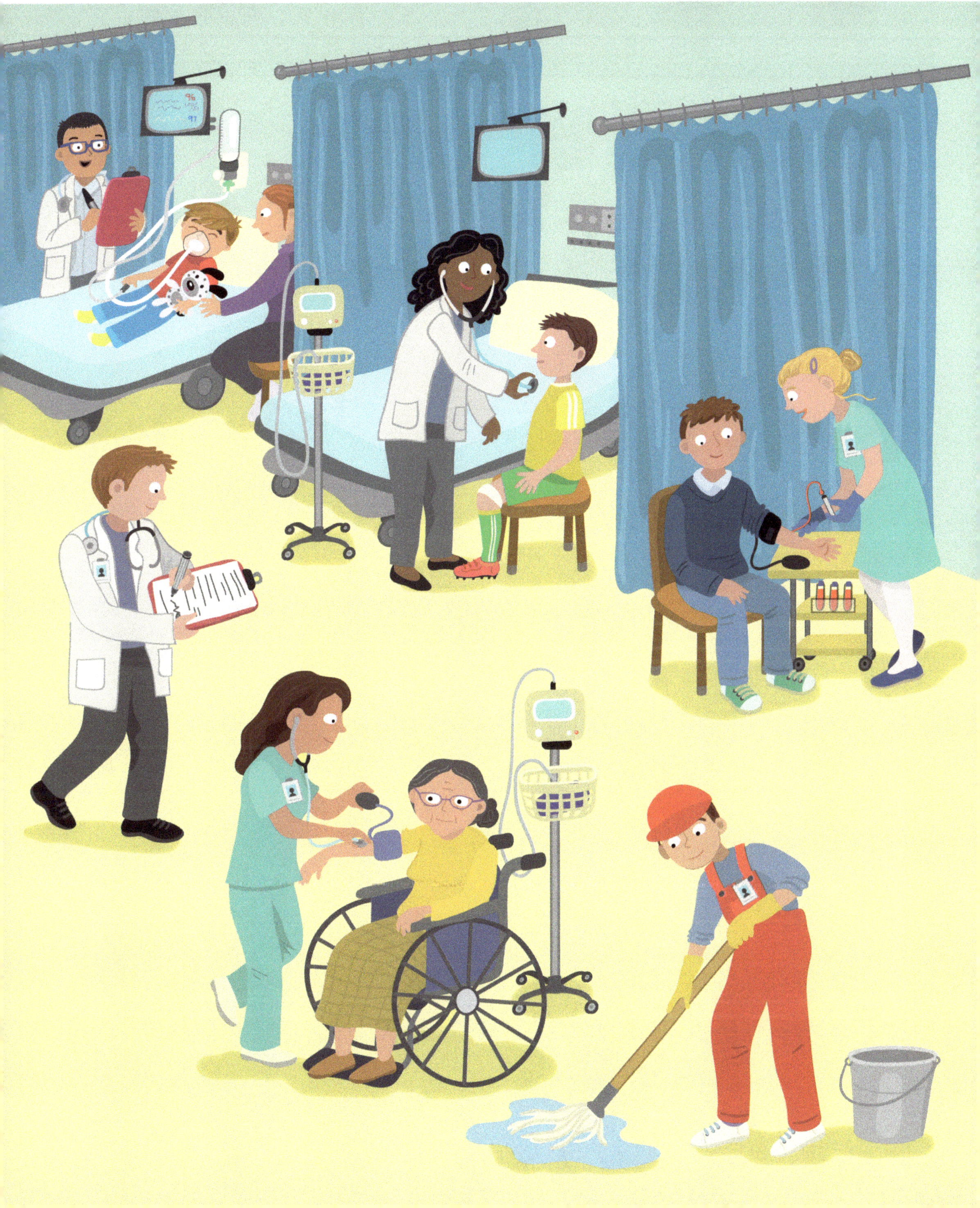

Encuentra estos objetos: naranja yogur gaseosa leche batido cuchara (7) tenedores

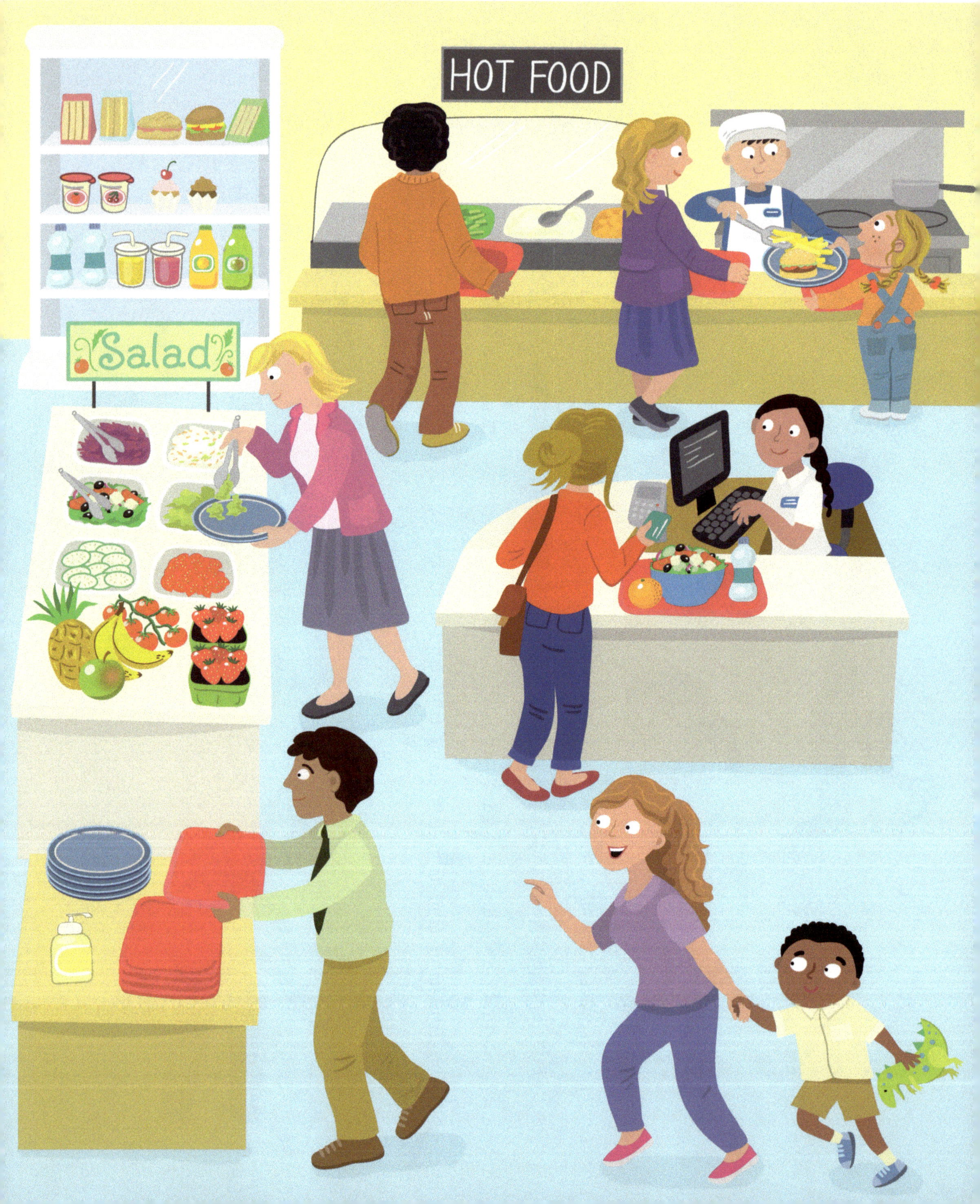

(8) botellas de agua

hot dog

espaguetis con salsa

(2) hamburguesas

dinosaurio

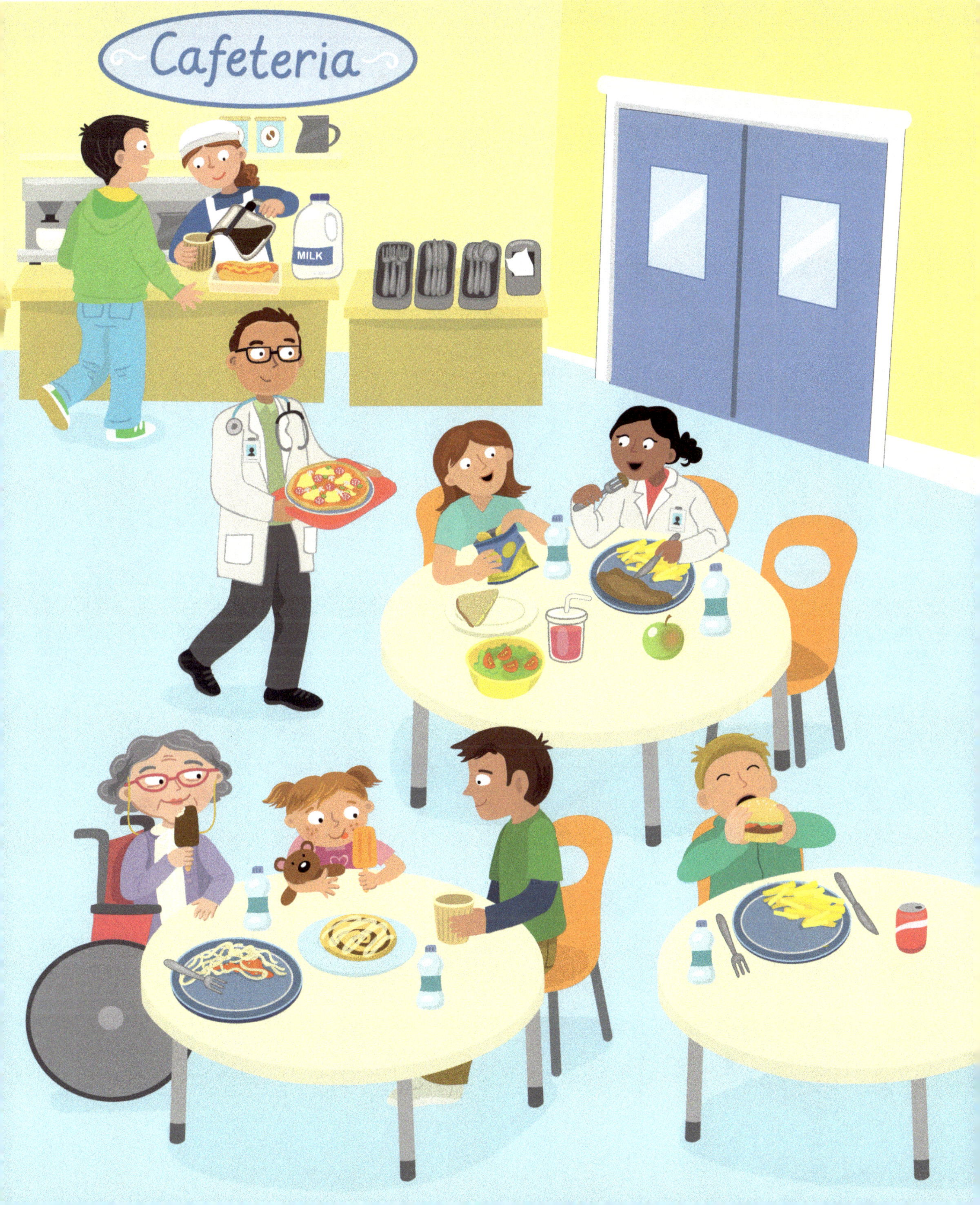

Encuentra estos objetos: gorra, libro, osito de peluche, lavamanos, teléfono celular, (3) estaciones de pared, zapato

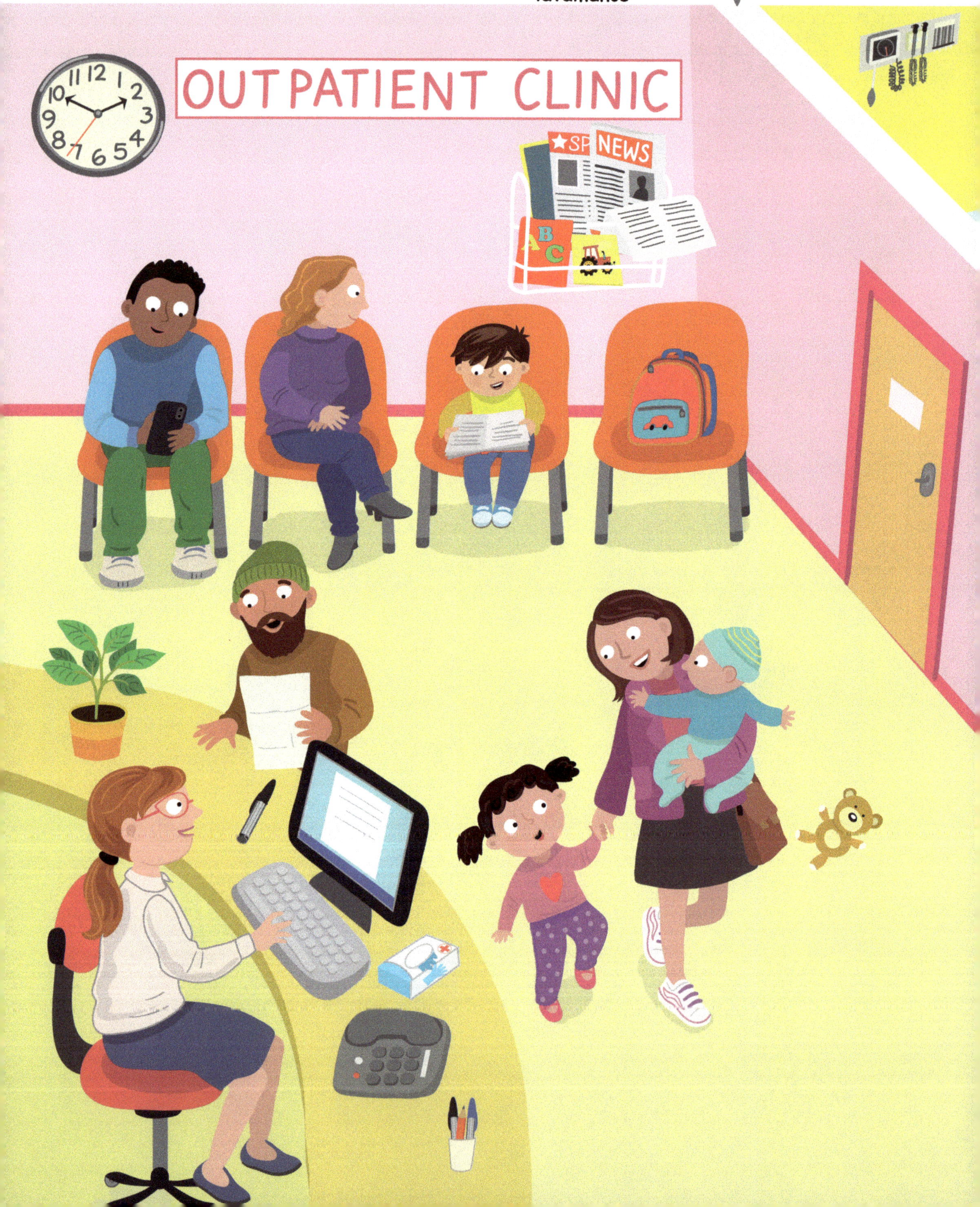

revistero y periódico

(2) cestos para ropa de cama

mochila

(4) cajas de guantes

gorro de lana

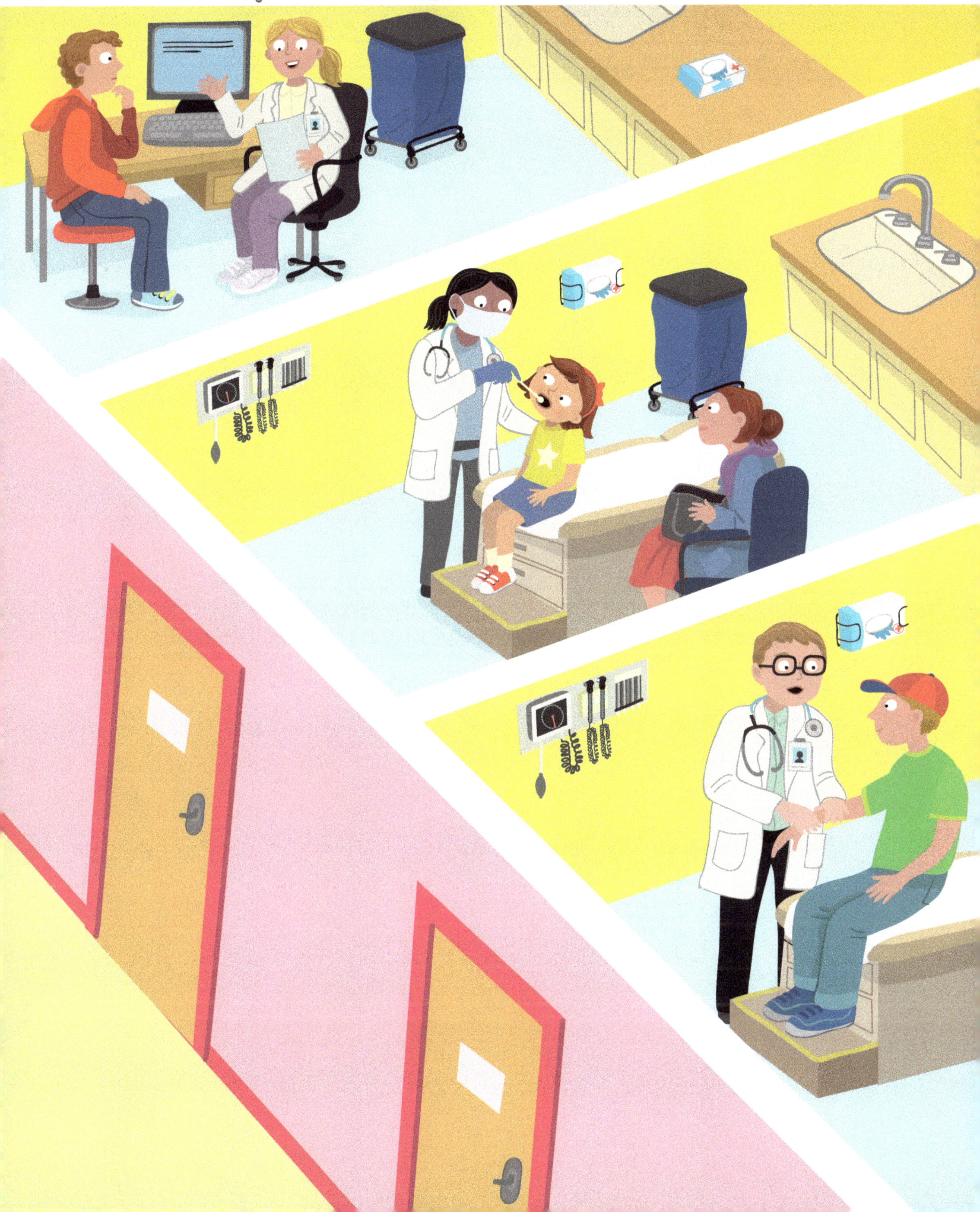

Encuentra estos objetos: (2) banquitos, bolsa de medicina, (2) botas, (2) carros de laboratorio, computadora, máquina de pagos

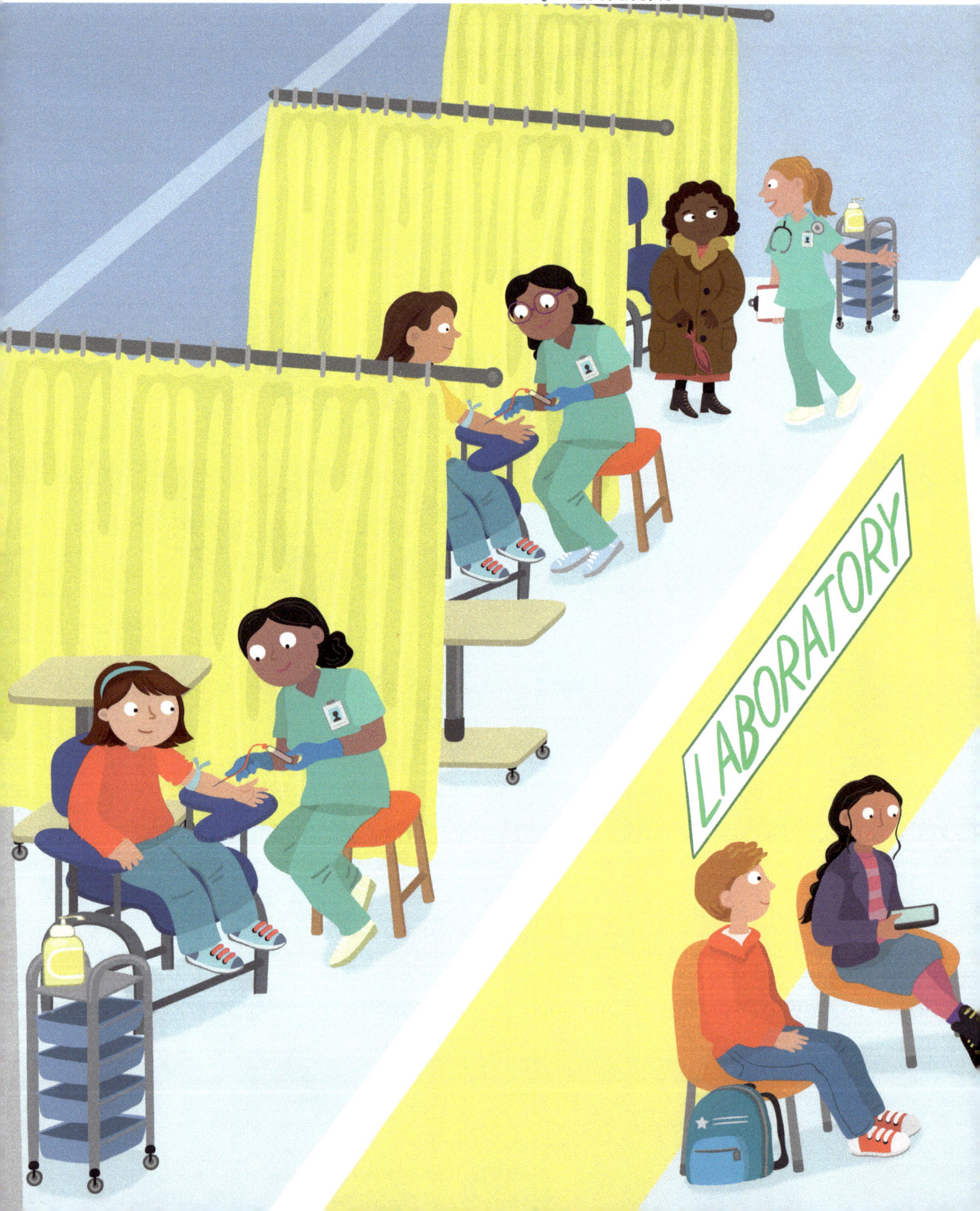

(3) cajas de medicina

medicina en botella

(2) mesas con ruedas

(3) sillas para extracción de sangre

mochila

bolso

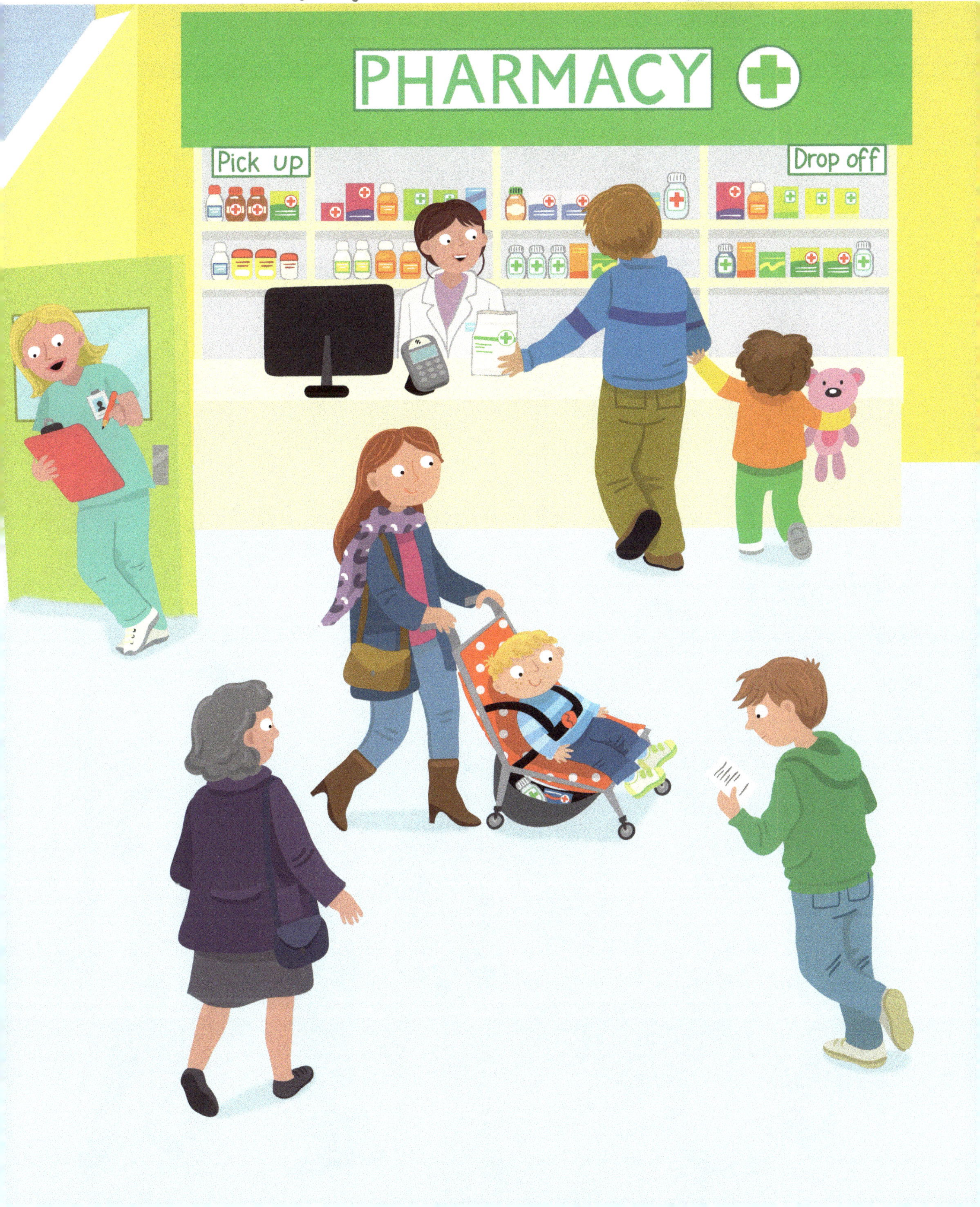

Encuentra estos objetos: (2) portavasos de lapiceros, imagen de ultrasonido, radiografía, periódico, (2) lámparas, (3) cajones

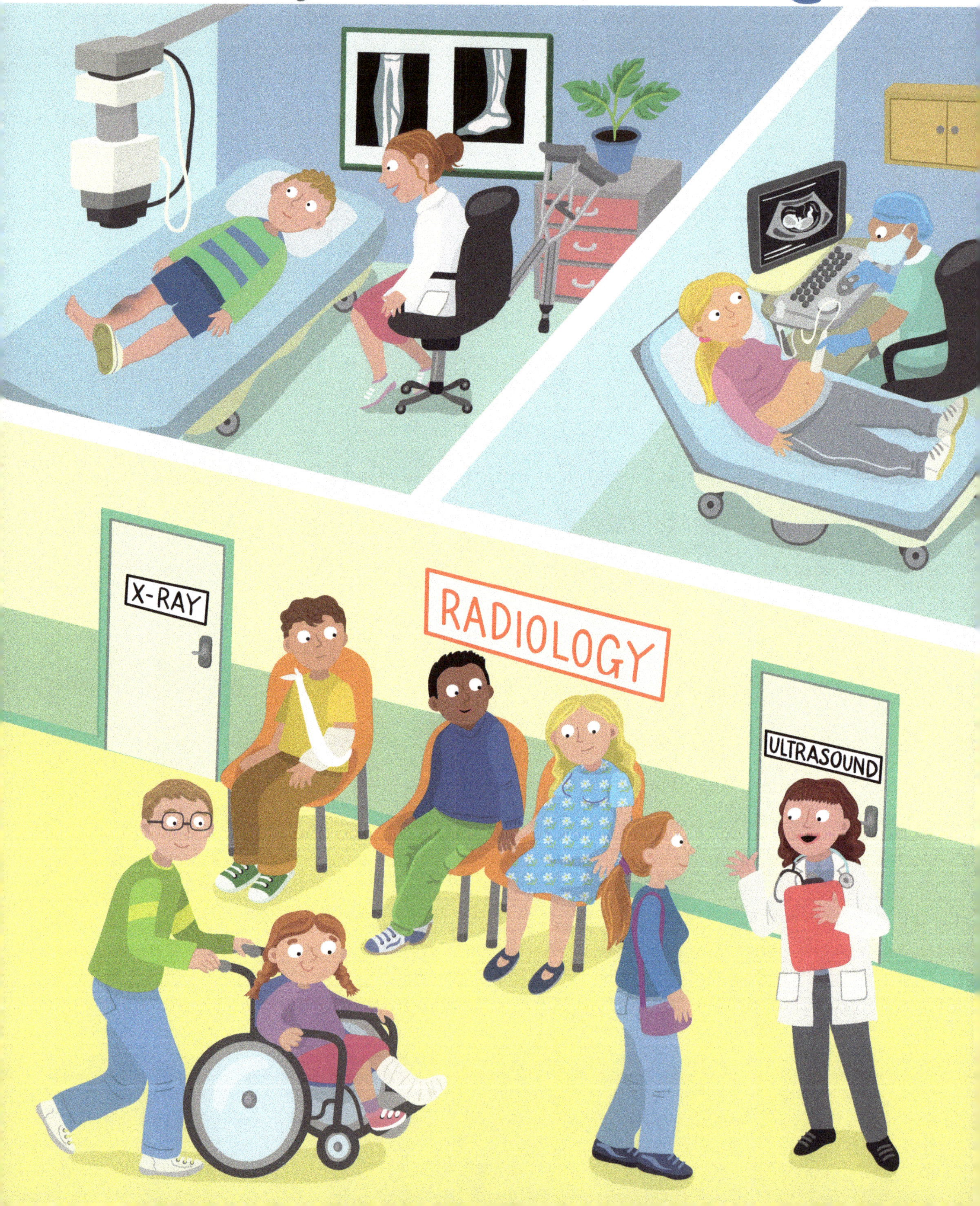

(6) sillas

(2) cajas de guantes

máquina de rayos X

radiografía de pierna

muletas

planta

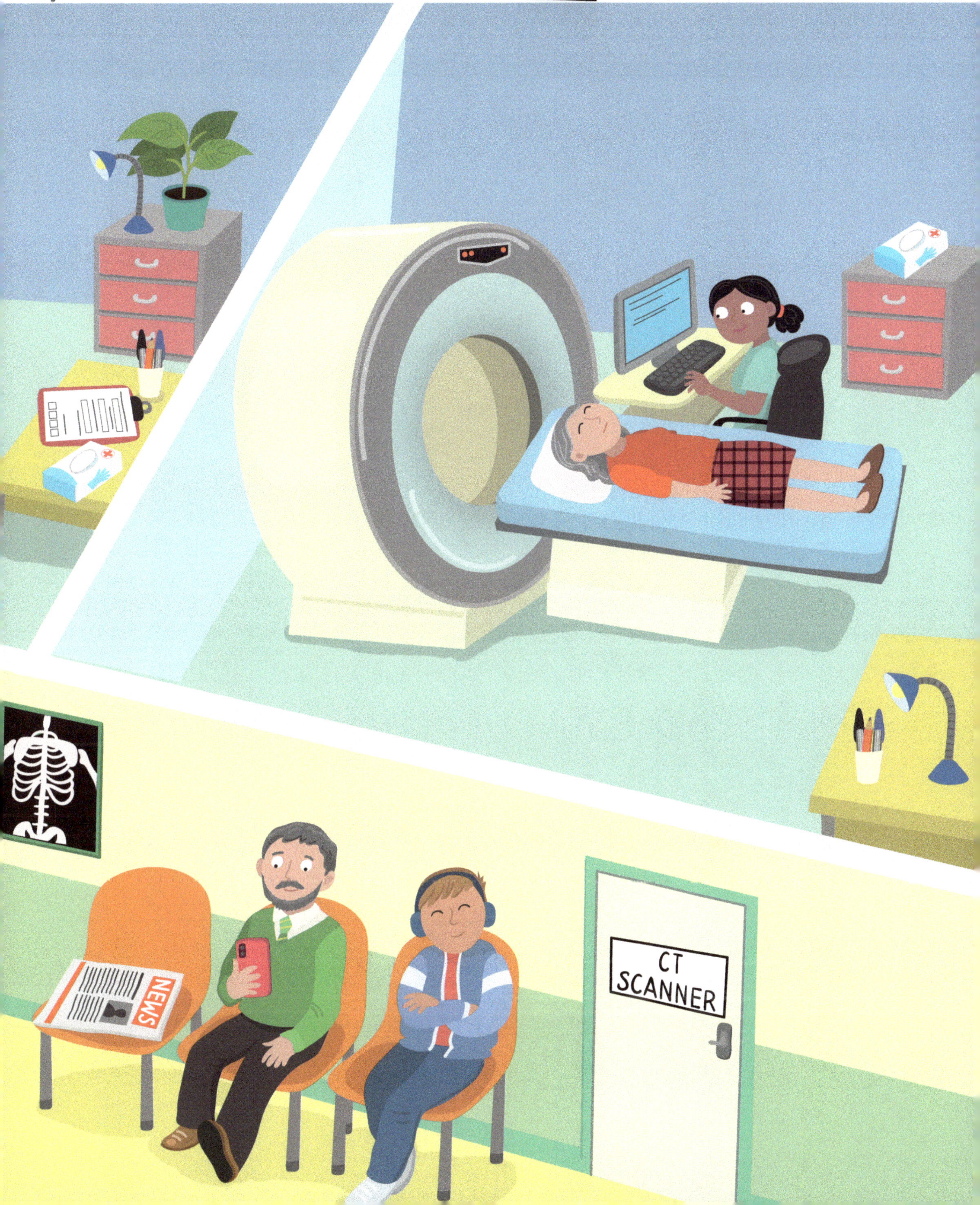

Encuentra estos objetos: (3) monitores de signos vitales (2) cajas de guantes cesto de basura notas del doctor computadora portátil tijeras

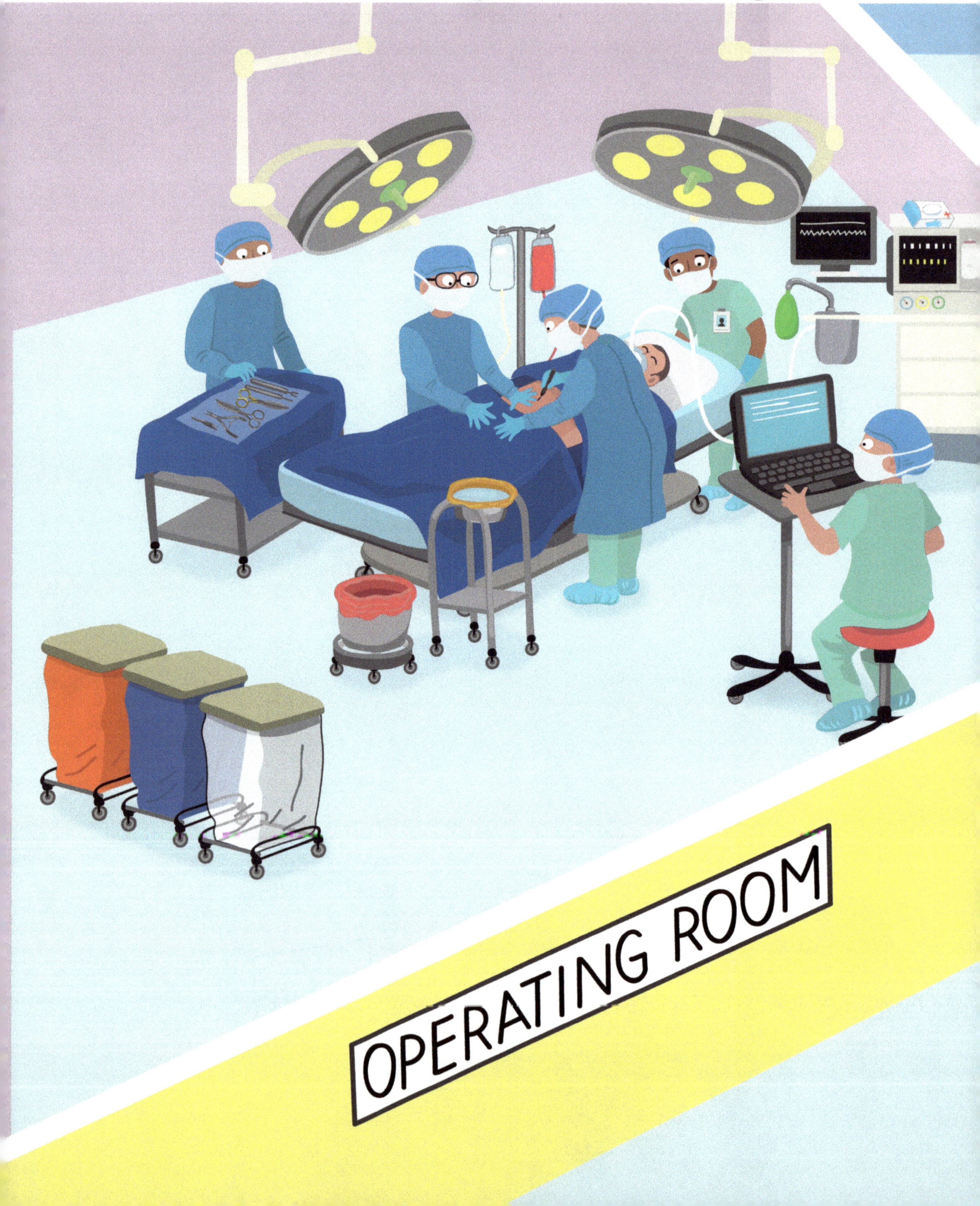

banquitos

balde quirúrgico

teléfono

(2) luces quirúrgicas

silla de ruedas

(6) cubrezapatos

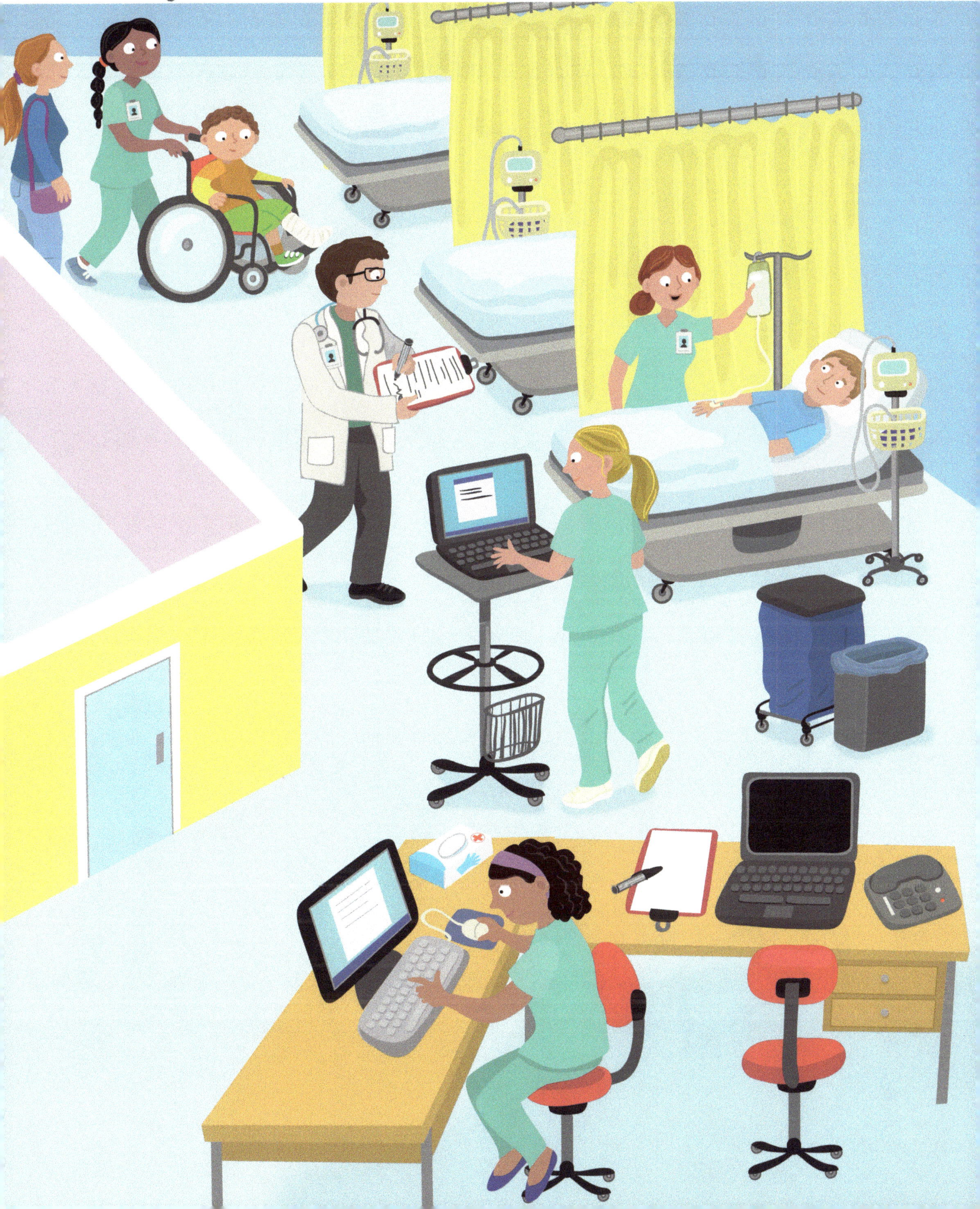

Encuentra estos objetos: sombrero pintura silla para bebé teclado y ratón bolso de hombro agua

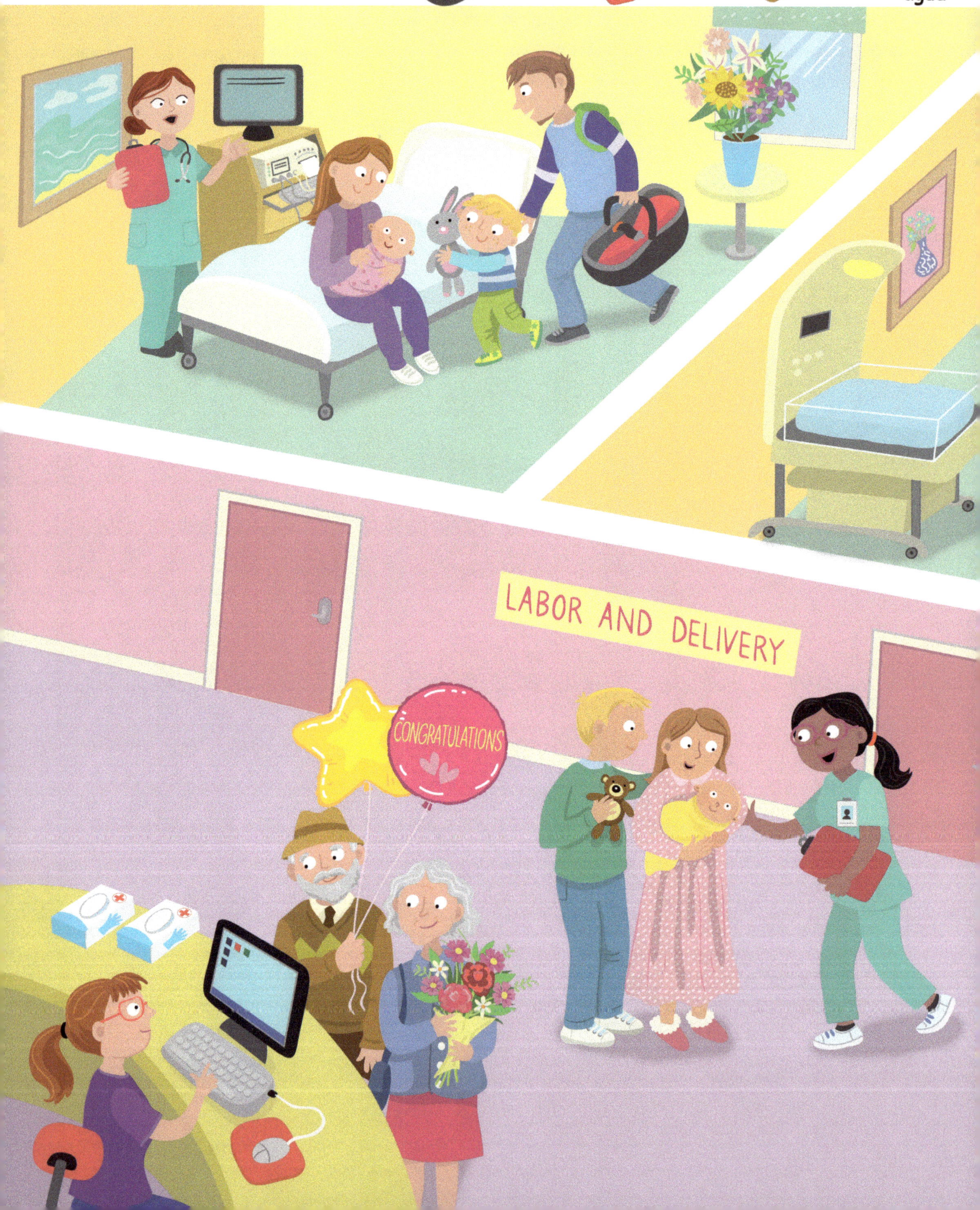

cuadro
pelota de ejercicios
calentador para bebé
osito de peluche
silla mecedora
flores

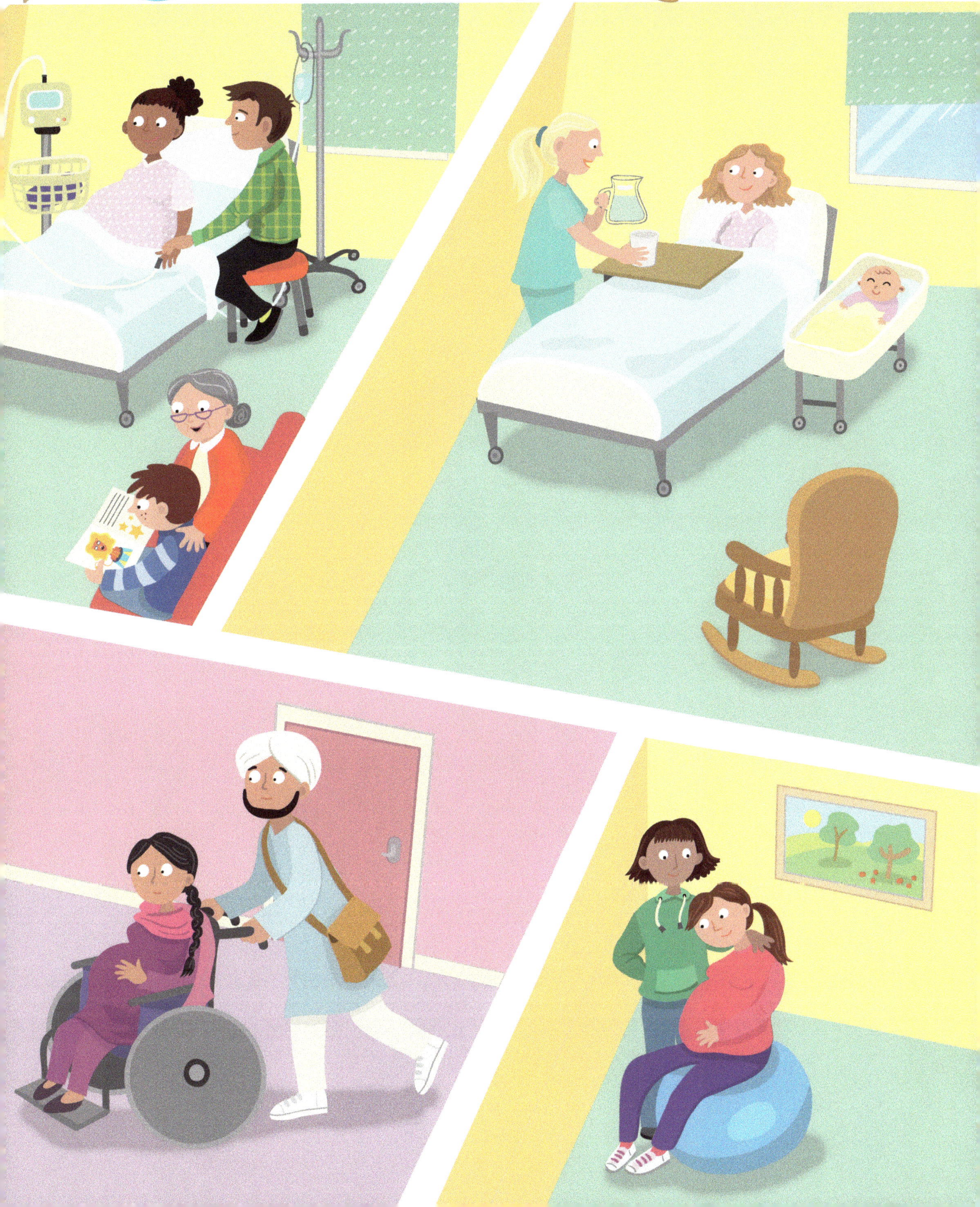

Encuentra estos objetos: piezas de rompecabezas, oxímetro de pulso, portapapeles, (2) mascarillas, (5) estetoscopios

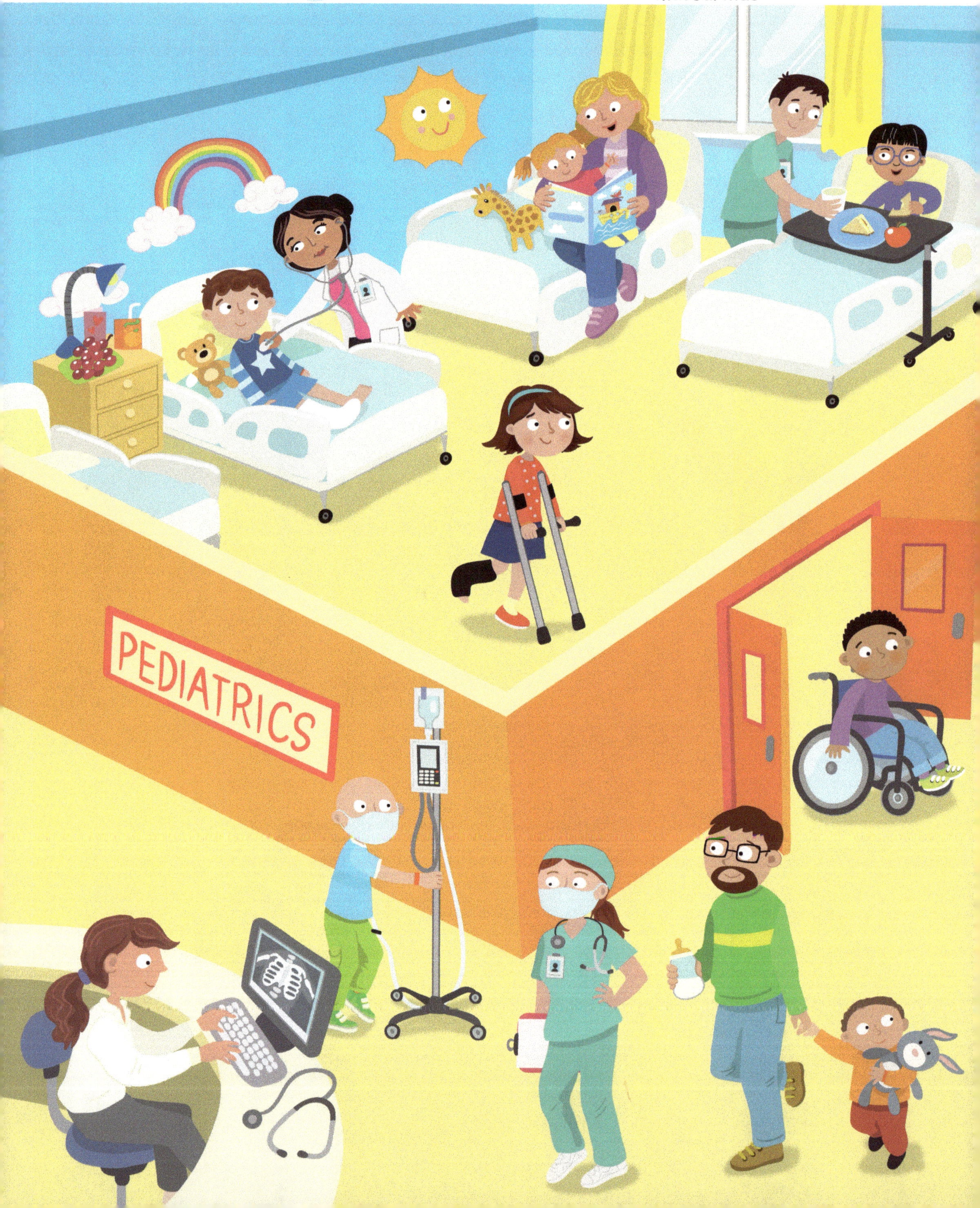

silla de ruedas

pelota de jercicios

soporte de suero y bomba

bloques

(6) credenciales

botella de medicina

lámpara

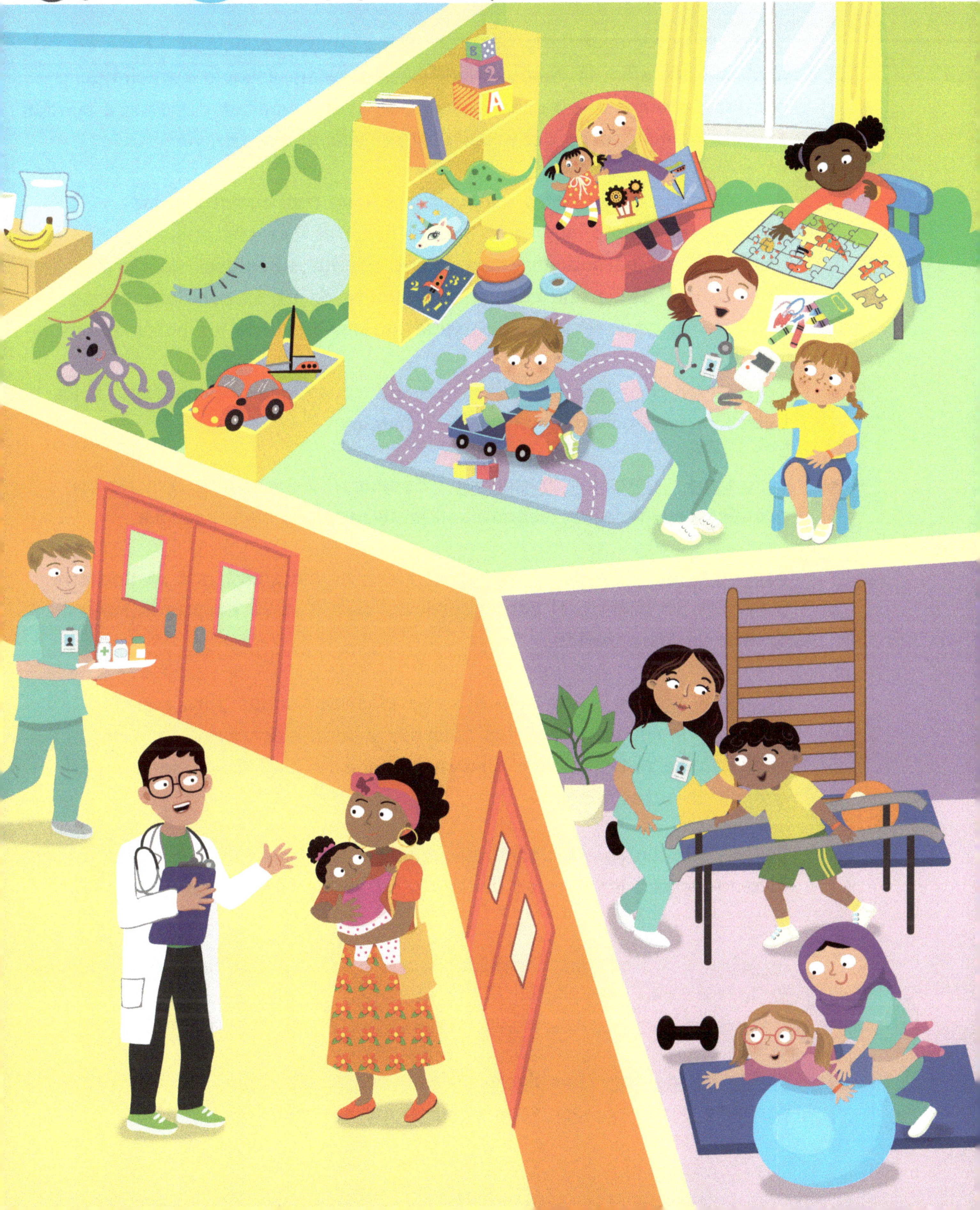

# Glosario

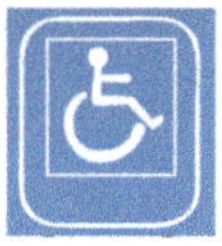

Señal de estacionamiento para personas con discapacidad - Este cartel azul con una silla de ruedas significa que es un espacio especial para que las personas que tienen dificultades para caminar o moverse puedan estacionar más cerca del hospital y no tengan que caminar tanto.

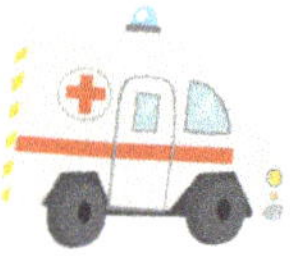

Ambulancia - Es un carro especial que lleva rápidamente a las personas heridas o muy enfermas al hospital más cercano. Tiene luces brillantes que parpadean y una sirena que hace sonidos fuertes de "¡wuu-wuu!". Tiene una camilla en la parte de atrás para que el paciente se acueste y reciba ayuda de inmediato de los paramédicos.

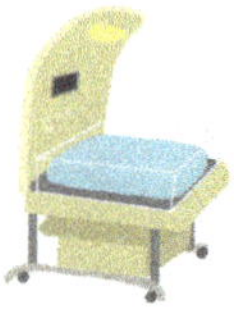

Calentador para bebés - Es una camita acogedora que mantiene a los bebés recién nacidos calentitos y cómodos.

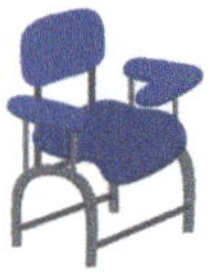

Silla para extracción de sangre - Es una silla especial y cómoda con grandes apoyabrazos, usada cuando se necesita sacar sangre.

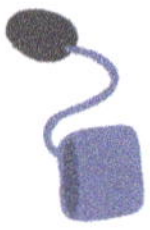

Brazalete para presión arterial - Es una banda suave que se envuelve y aprieta un poquito el brazo para ver cuán fuerte empuja la sangre dentro de las arterias.

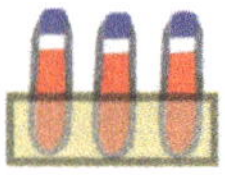

Tubos de sangre - Son botellitas de plástico usadas para guardar sangre. Vienen en diferentes colores, y cada color sirve para un análisis diferente. Cuando alguien se hace un análisis de sangre, se guarda en estos tubos.

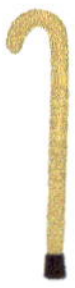

Bastón - Es un palo especial que ayuda a las personas a caminar mejor cuando sienten las piernas débiles o cansadas, así evitan caerse.

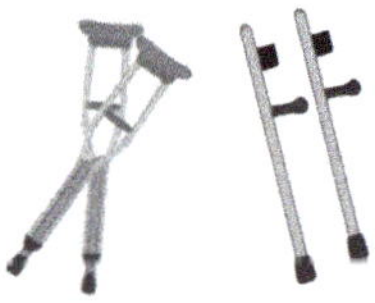

Muletas - Son bastones especiales que ayudan a caminar cuando alguien se lastima una pierna o un pie, o si siente las piernas débiles.

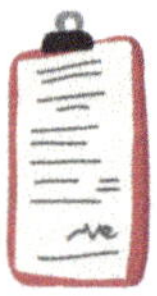

Notas del doctor - Los doctores escriben notas sobre cómo está el paciente para recordar todo y ver si mejora cada día.

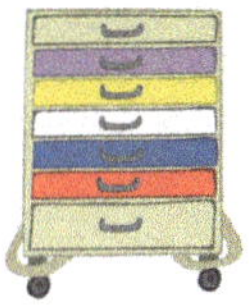

Carro de emergencias - Es un cajón metálico con ruedas, lleno de herramientas y medicinas especiales que los doctores y enfermeros usan cuando una persona muy enferma necesita ayuda súper rápida.

Pelota de ejercicios - Es una pelota grande y blandita que se usa para estiramientos y movimientos suaves que ayudan al cuerpo a sentirse mejor y más fuerte.

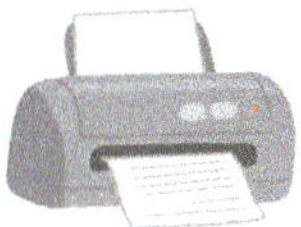

Máquina de fax - Esta máquina envía y recibe rápidamente mensajes y fotos en papel desde lugares lejanos. Es como un correo súper veloz.

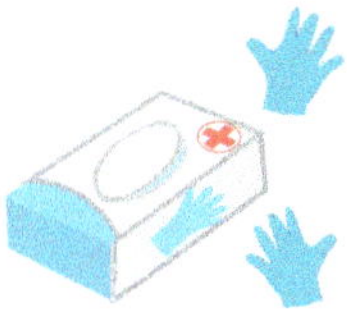

Guantes - Los guantes ayudan a proteger las manos de los gérmenes.

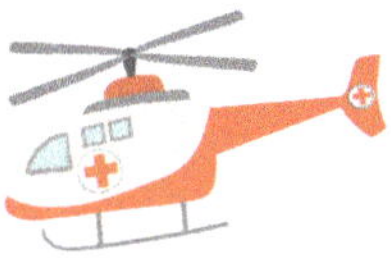

Helicóptero - Los helicópteros médicos pueden llevar muy rápido al hospital a personas que están heridas o muy enfermas. Tienen una camita adentro para que el paciente se acueste y reciba ayuda enseguida.

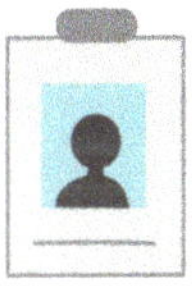

Credenciales (ID) - Son etiquetas con el nombre, la foto y el trabajo de cada persona que trabaja en el hospital.

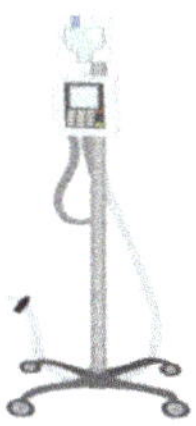

Soporte de suero (IV) y bomba - El soporte de suero es un tubo de metal alto con ruedas abajo y ganchos arriba para colgar medicinas o líquidos. La bomba es una máquina que pone una cantidad exacta de medicina en el cuerpo por una manguerita.

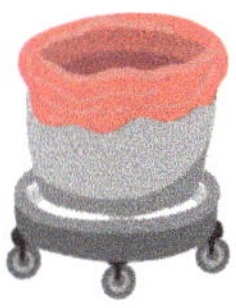

Balde quirúrgico - Es un balde de metal con ruedas que se usa en las cirugías para guardar telas médicas usadas. Se mueve con el pie para mantener todo limpio y organizado.

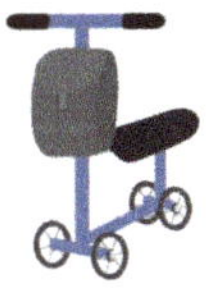

Scooter para la rodilla - Es una patineta con asiento para apoyar la pierna lastimada. Se usa cuando alguien se lastima el pie o el tobillo y no puede caminar bien.

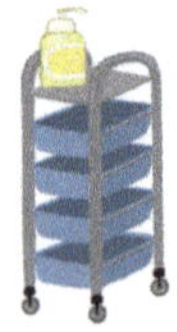

Carro de laboratorio – Es un carrito con ruedas donde se guardan materiales de laboratorio. A veces tiene un frasco de alcohol en gel arriba para limpiarse las manos.

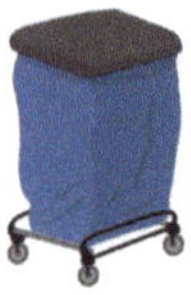

Cesto de ropa – Es una canasta grande con ruedas donde se colocan toallas, sábanas y mantas usadas para llevarlas a lavar.

Mascarilla – Se usa sobre la nariz y la boca para evitar que se propaguen los gérmenes.

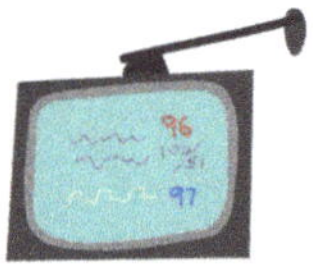

Monitor – Los monitores médicos ayudan a ver cómo está el paciente: su ritmo cardíaco, presión, respiración y temperatura. A veces hacen "bip" cuando el paciente no se siente bien.

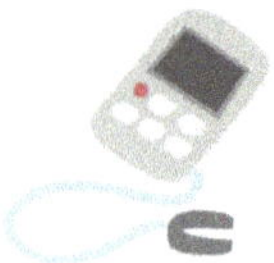

Oxímetro de pulso – Es un aparatito que se pone en el dedo y mide el pulso y el oxígeno en la sangre. No duele.

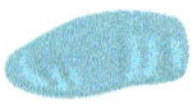

Cubrezapatos – Son protectores que se colocan sobre los zapatos para mantener todo limpio durante una cirugía.

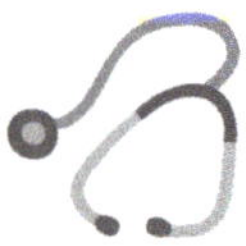

Estetoscopio – Es una herramienta médica que algunos doctores y enfermeros llevan en el cuello. Se usa para escuchar el corazón, los pulmones y el estómago. Puede sentirse un poco frío, pero no duele.

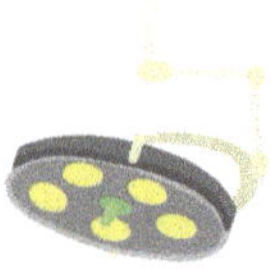

Luces quirúrgicas – Son lámparas grandes y muy brillantes que están sobre la mesa de operaciones y ayudan a los cirujanos a ver bien. Suelen tener una manija en el centro para moverlas.

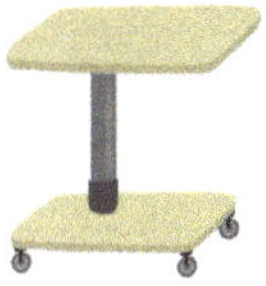

Mesa con ruedas - Se usa como cualquier otra mesa, pero se puede mover fácilmente de un lugar a otro.

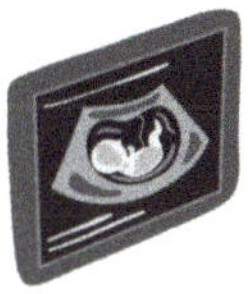

Imagen de ultrasonido - El ultrasonido usa una cámara con micrófono (llamada sonda) para ver y escuchar dentro del cuerpo, como el corazón, la barriga o un bebé en la pancita de mamá. Las imágenes se ven en un monitor o se pueden imprimir.

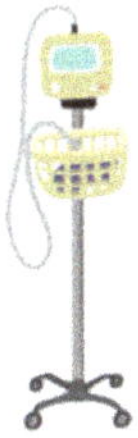

Monitor de signos vitales - Estos monitores tienen ruedas y se pueden mover. Ayudan a ver los latidos del corazón, la presión, el oxígeno y la temperatura. A veces hacen "bip" para avisar si algo anda mal.

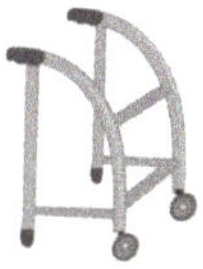

Andador - Es una estructura de metal con patas y ruedas que ayuda a las personas a caminar mejor cuando sus piernas están cansadas o débiles.

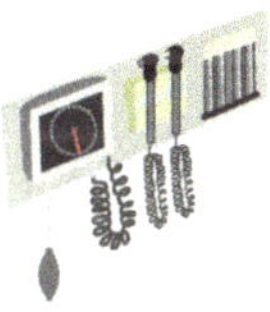

Estación de pared - Es un estante de herramientas en la pared, donde los doctores y enfermeros revisan la presión, los ojos, los oídos, la nariz y la garganta. Suele estar en los consultorios médicos.

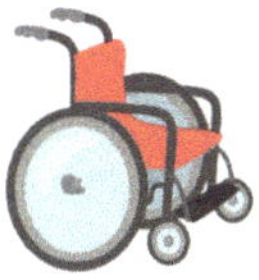

Silla de ruedas - Es una silla que se mueve con ruedas. Se usa cuando alguien tiene dificultad para caminar o moverse.

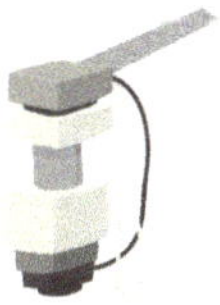

Máquina de rayos X - Es una cámara especial que toma fotos del interior del cuerpo, como los huesos y los órganos.

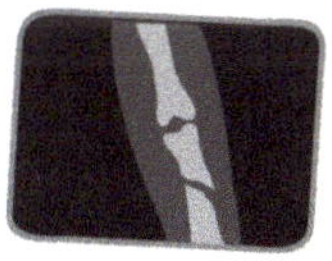

Imagen de rayos X - Es una foto especial que muestra lo que hay dentro del cuerpo, como los huesos o los órganos.

# ¡Hora de explorar un poco más!

¿Puedes encontrar a estos trabajadores ocupados del hospital?

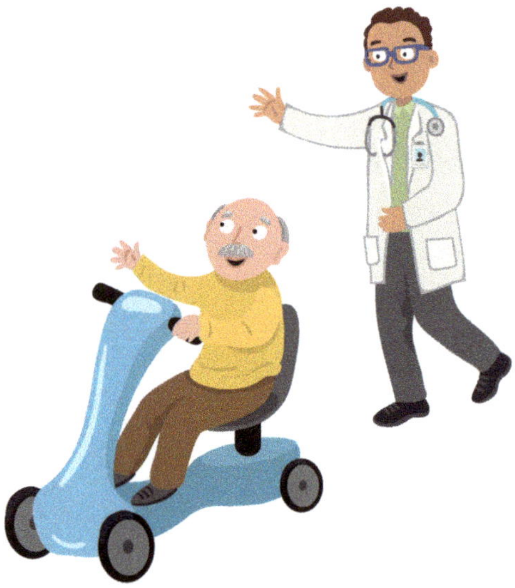

Un doctor se despide de su paciente y le desea una pronta recuperación.

La médica residente (una doctora en entrenamiento supervisada por un médico con licencia) le está diciendo a su paciente cuándo debe volver al hospital para su cita de control.

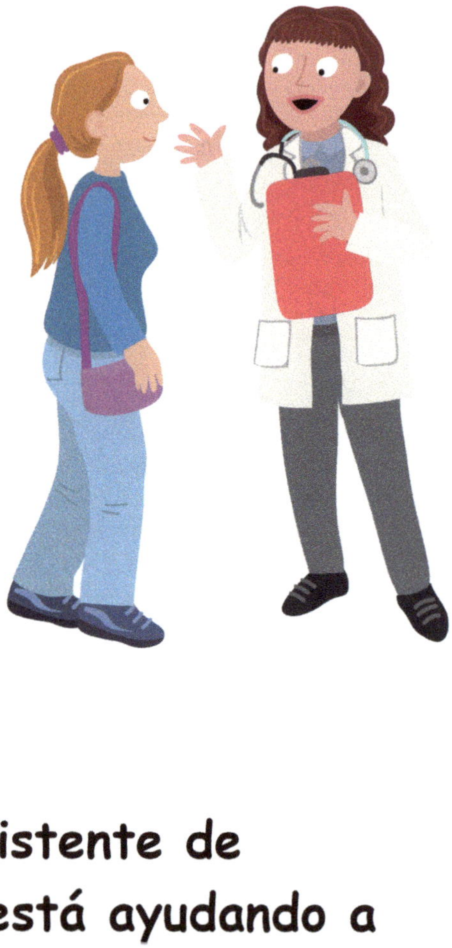

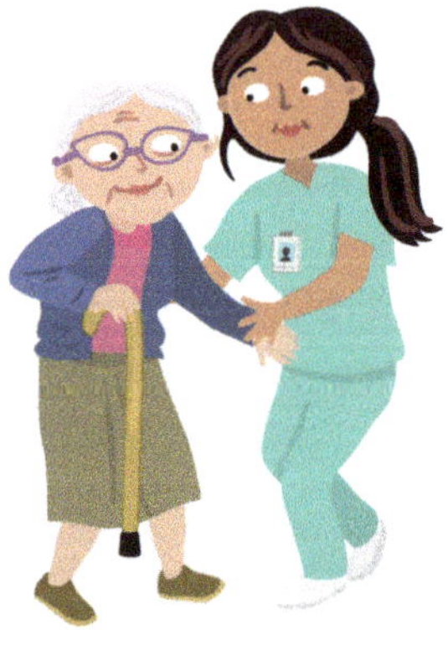

Una asistente de enfermería está ayudando a esta señora mayor a caminar hacia su auto.

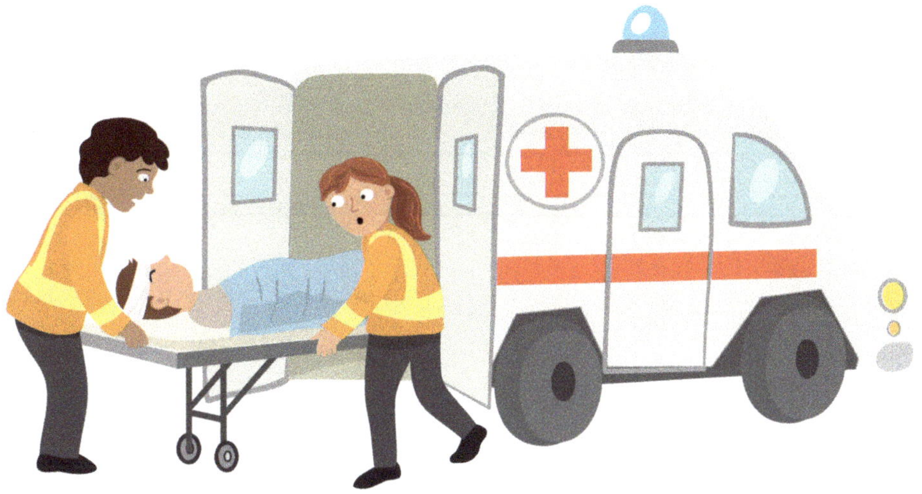

Los paramédicos están trayendo a un paciente herido al hospital en una ambulancia.

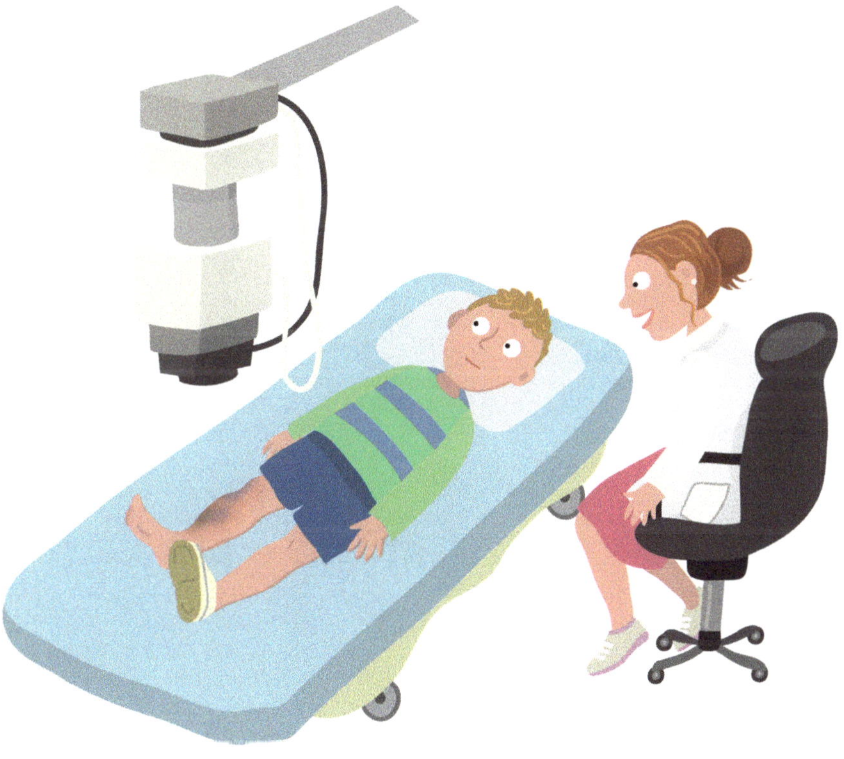

Un radiólogo (doctor de imágenes que ve el interior del cuerpo a través de fotos tomadas por máquinas) se asegura de que el niño esté cómodo antes de tomar más imágenes de su pierna lastimada.

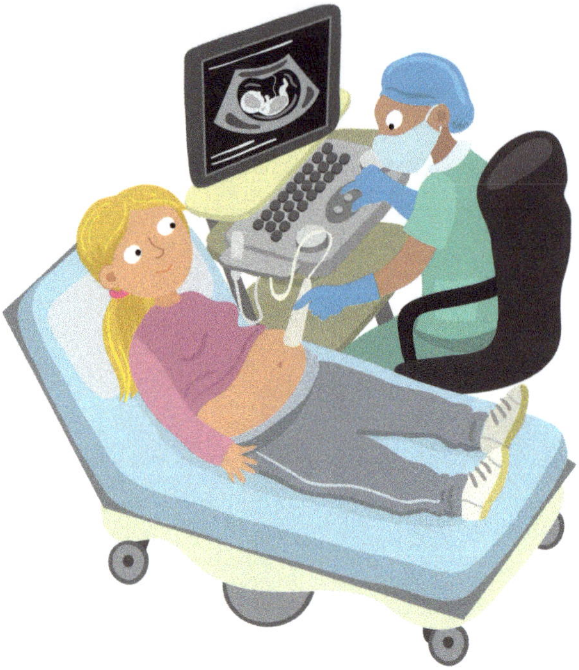

Una técnica en ultrasonido está usando la cámara-micrófono de ultrasonido, llamada sonda, para que esta mamá pueda ver a su bebé creciendo dentro de su pancita.

Una flebotomista está sacando sangre del brazo de la niña para que su doctor vea qué tan sana está por dentro.

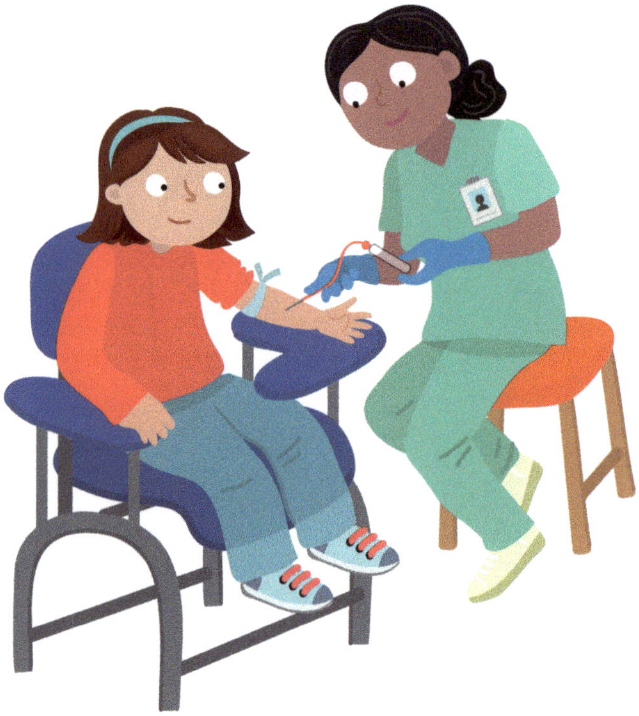

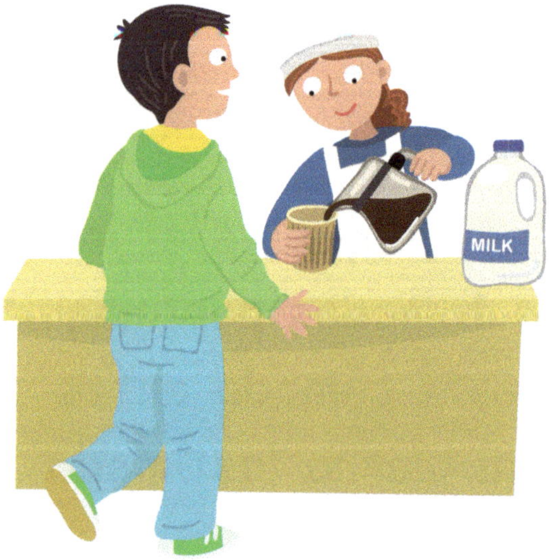


La trabajadora de la cafetería está sirviendo una taza de café a un visitante.

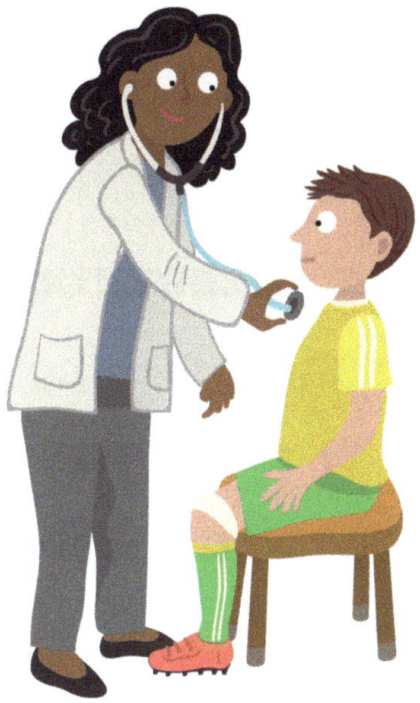

Una estudiante de medicina (supervisada por un doctor con licencia) está aprendiendo a ser mejor doctora escuchando a su paciente.

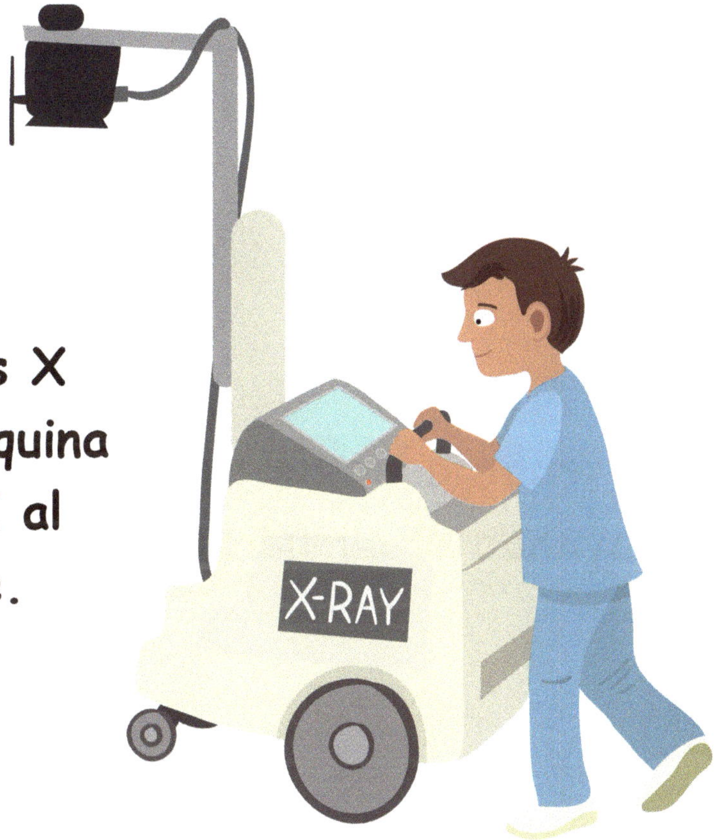


Un técnico en rayos X está llevando una máquina portátil de rayos X al siguiente paciente.

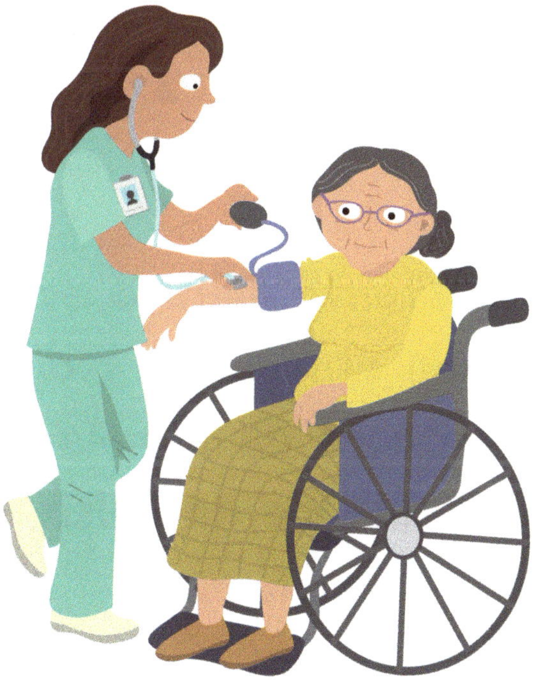

La enfermera está revisando la presión arterial de la paciente para asegurarse de que se sienta mejor.

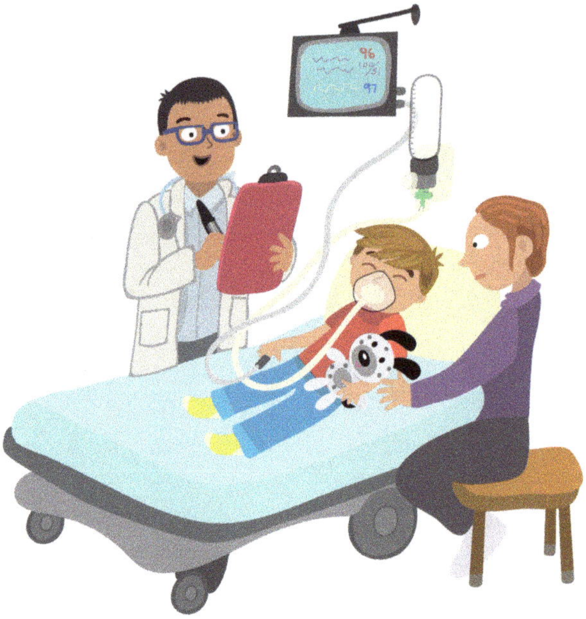

El terapeuta respiratorio está revisando al niño para ver si está más cómodo y respira mejor.

Un trabajador de cocina está trayendo el almuerzo al niño.

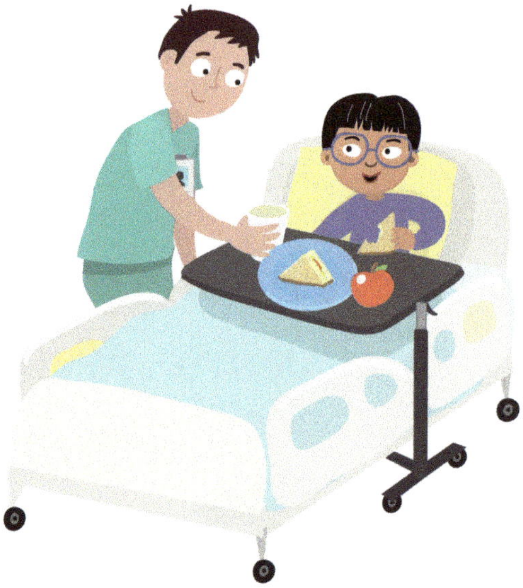

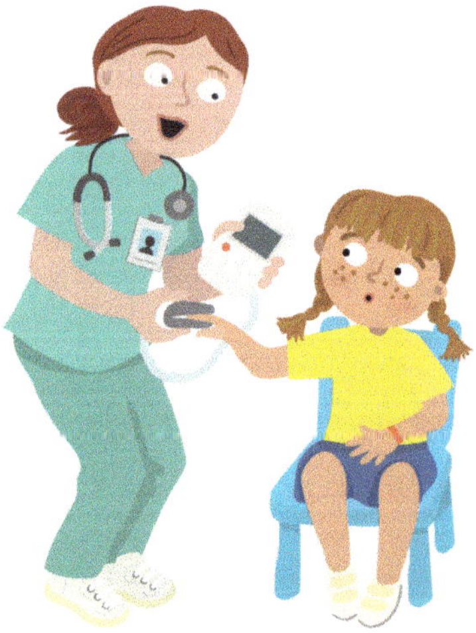

El asistente médico está revisando el nivel de oxígeno en la sangre de la niña con un oxímetro de pulso.

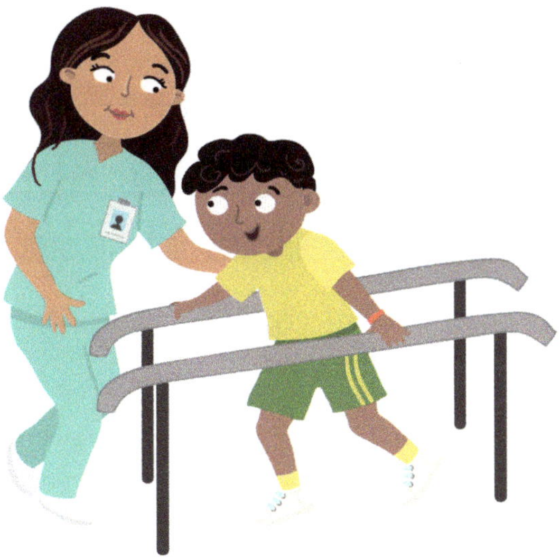

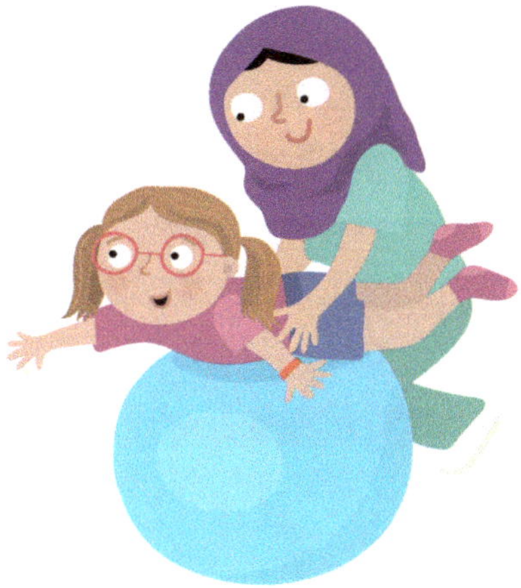

Los fisioterapeutas enseñan a los pacientes cómo mover su cuerpo correctamente para sentirse mejor y volverse más fuertes.

Un conserje está limpiando un derrame en el piso para mantener el hospital limpio.

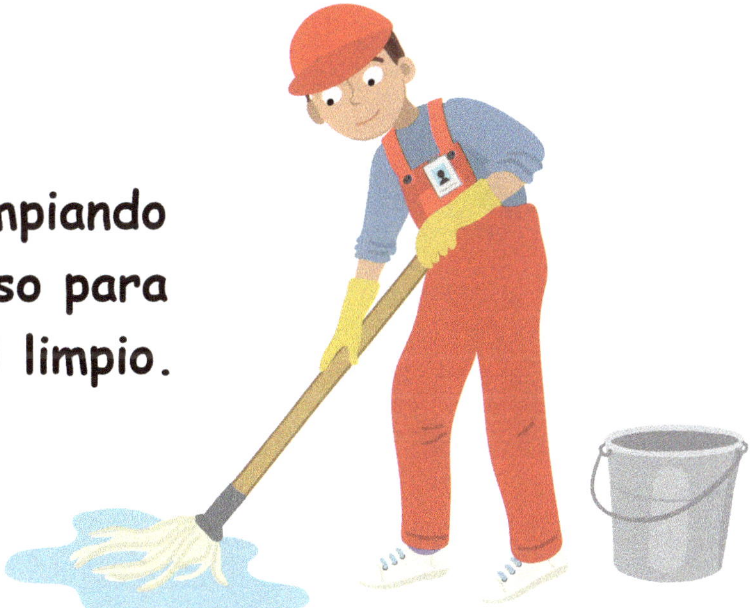

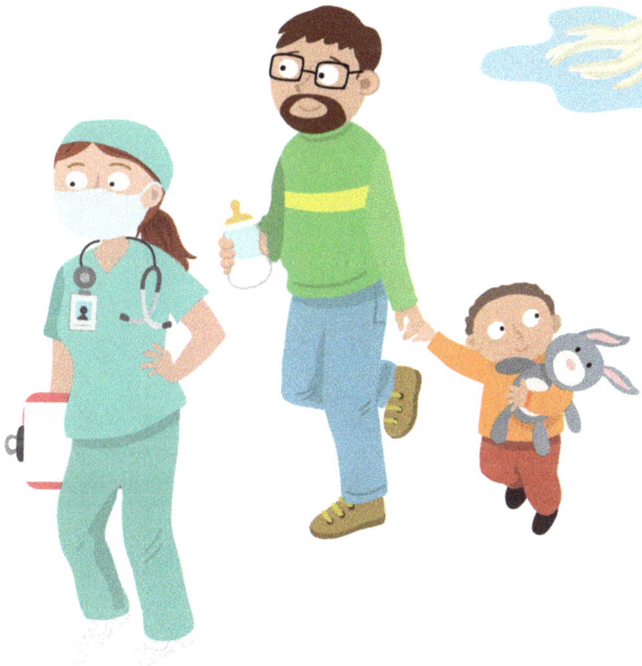

Una Especialista en Vida Infantil brinda apoyo y recursos a los niños y sus familias.

Un técnico de quirófano ayuda a los cirujanos con los instrumentos quirúrgicos.

El asistente del cirujano ayuda durante la cirugía.

Un anestesiólogo mantiene al paciente dormido, relajado, seguro y cómodo.

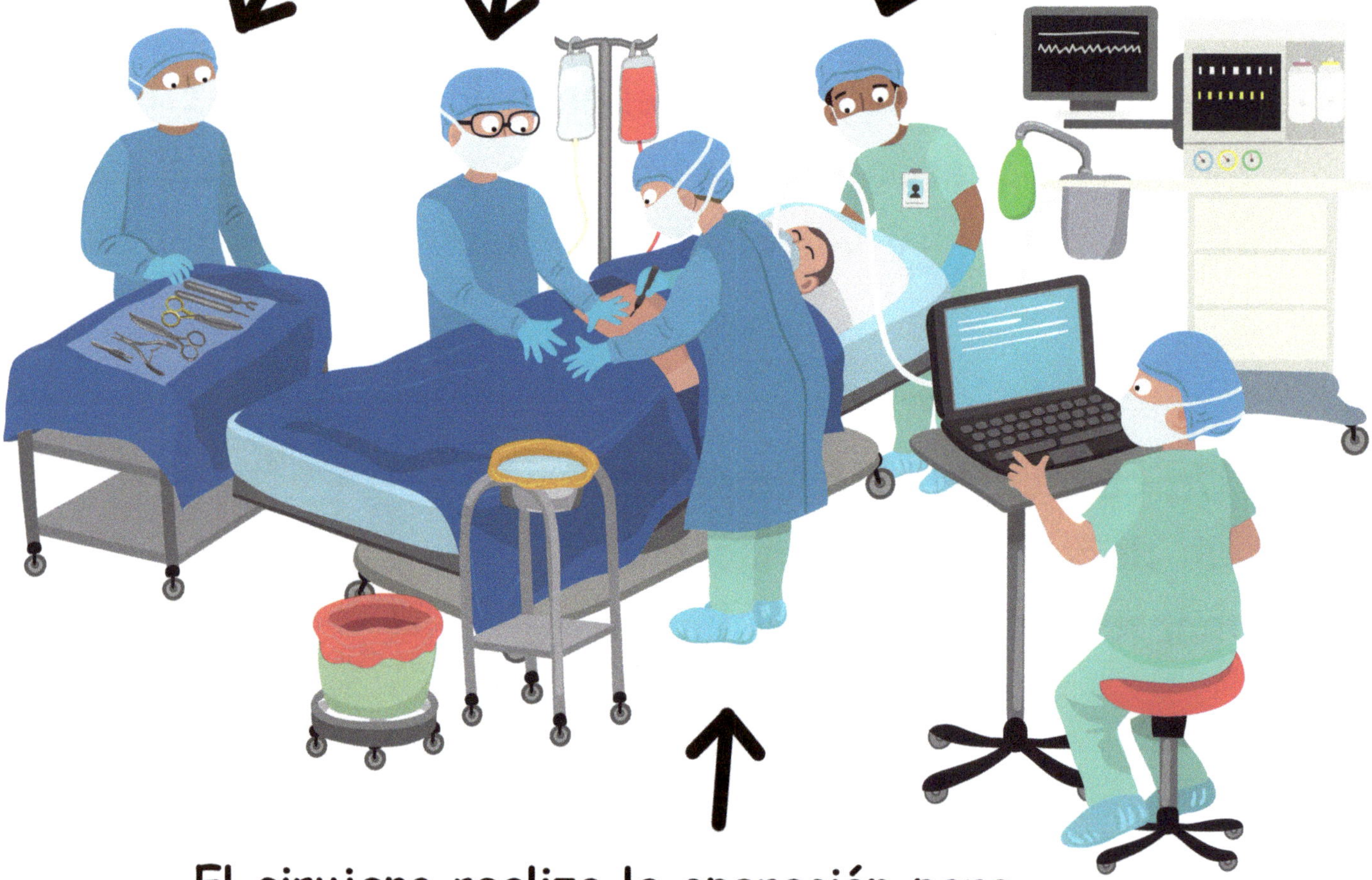

El cirujano realiza la operación para ayudar al paciente a mejorar.

Una enfermera circulante en la sala de operaciones (llamada "circuladora") se mueve por el quirófano para ayudar con las partes no estériles de la cirugía y asegurarse de que todos tengan lo que necesitan.

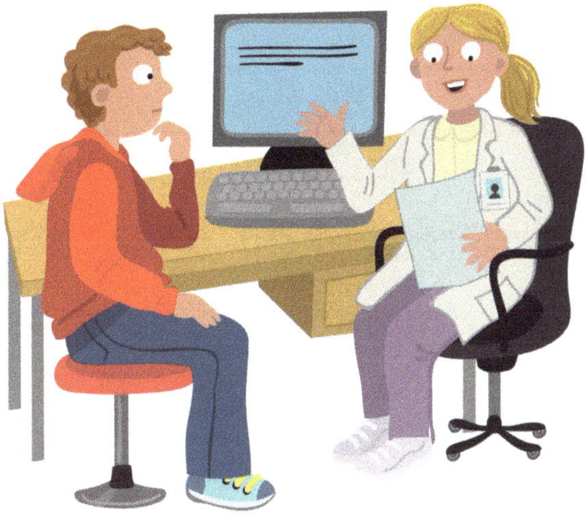

Un asistente médico ayuda a los doctores a ver y tratar a más pacientes.

La enfermera está escribiendo una nota (llamada nota de progreso) en el expediente del paciente sobre cómo se siente.

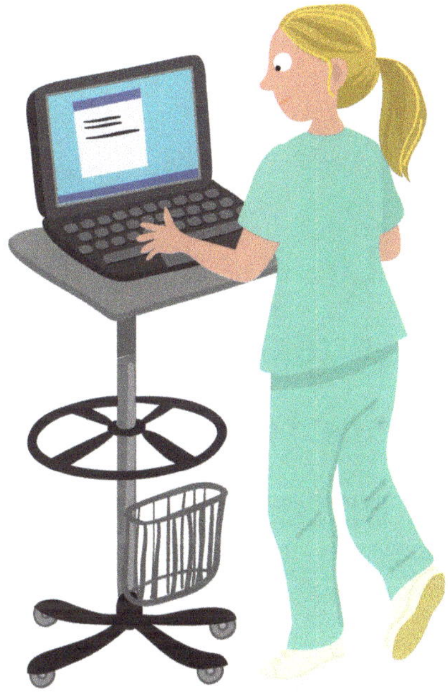

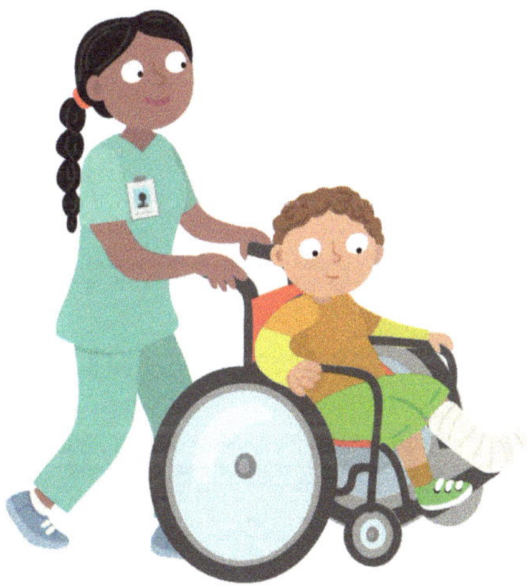

Una enfermera vocacional con licencia (LVN) está ayudando a transportar a este niño a su cirugía.

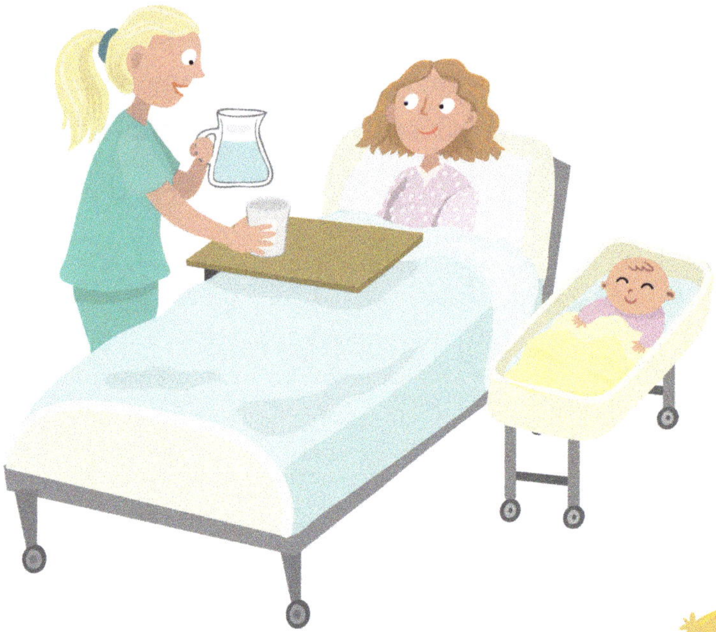

Una asistente de enfermería está trayendo agua a una mamá con su nuevo bebé.

Un médico interno (supervisado por un doctor con licencia) está aprendiendo a ser mejor doctor.

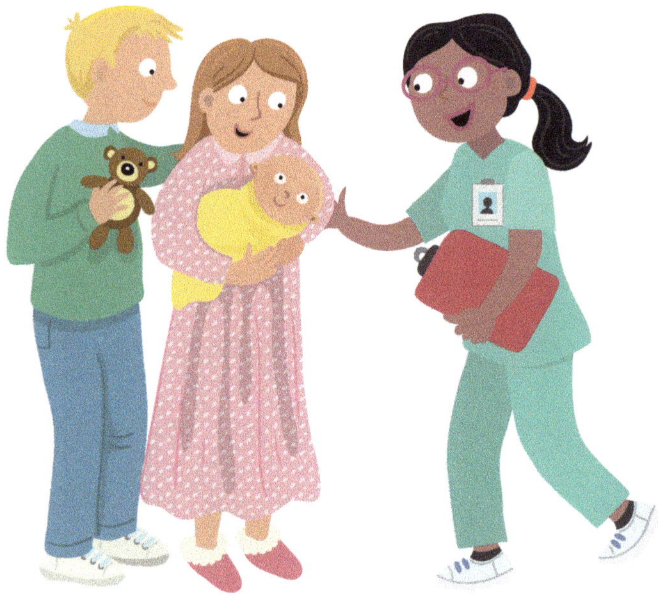

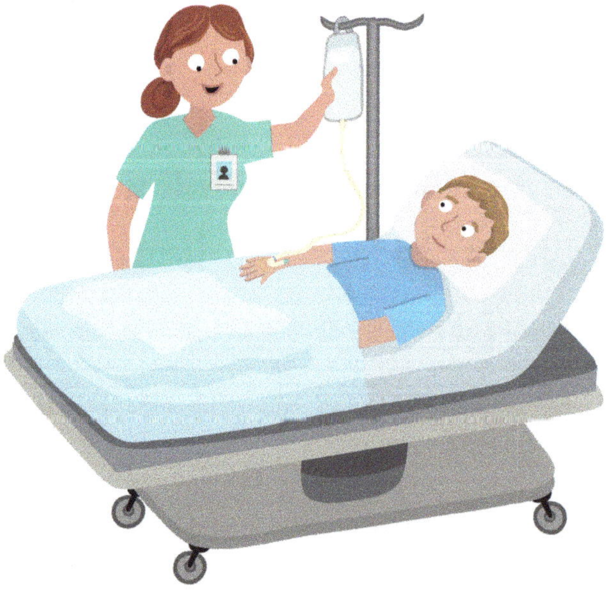

Una enfermera perioperatoria está preparando al paciente para la cirugía.

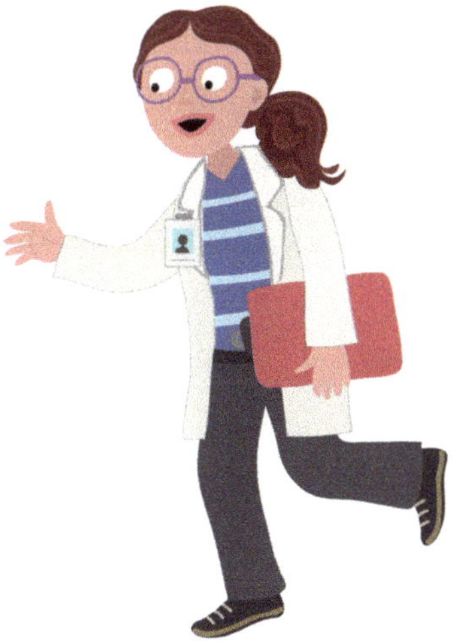

Una doctora camina rápidamente para ver a su siguiente paciente.

Una ayudante del laboratorio de sangre está llamando al siguiente paciente para la extracción de sangre.

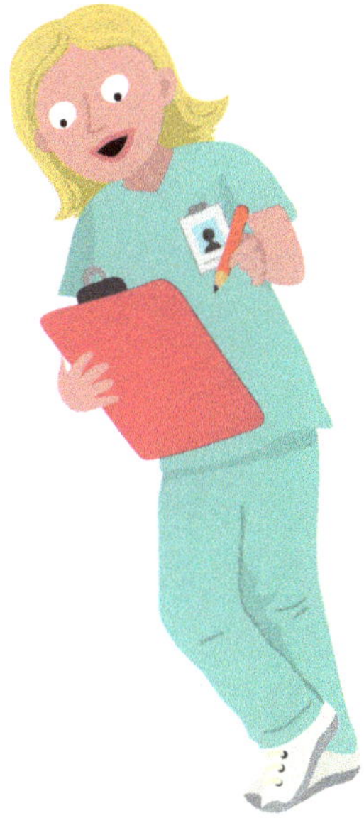

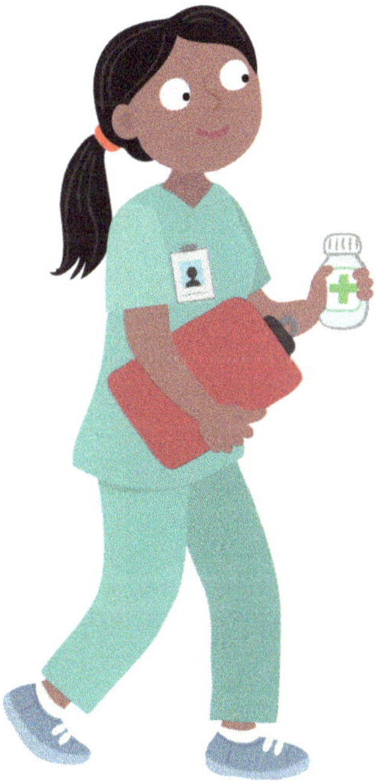

Un mensajero médico está llevando rápidamente un frasco de medicina a un paciente en otra parte del hospital.

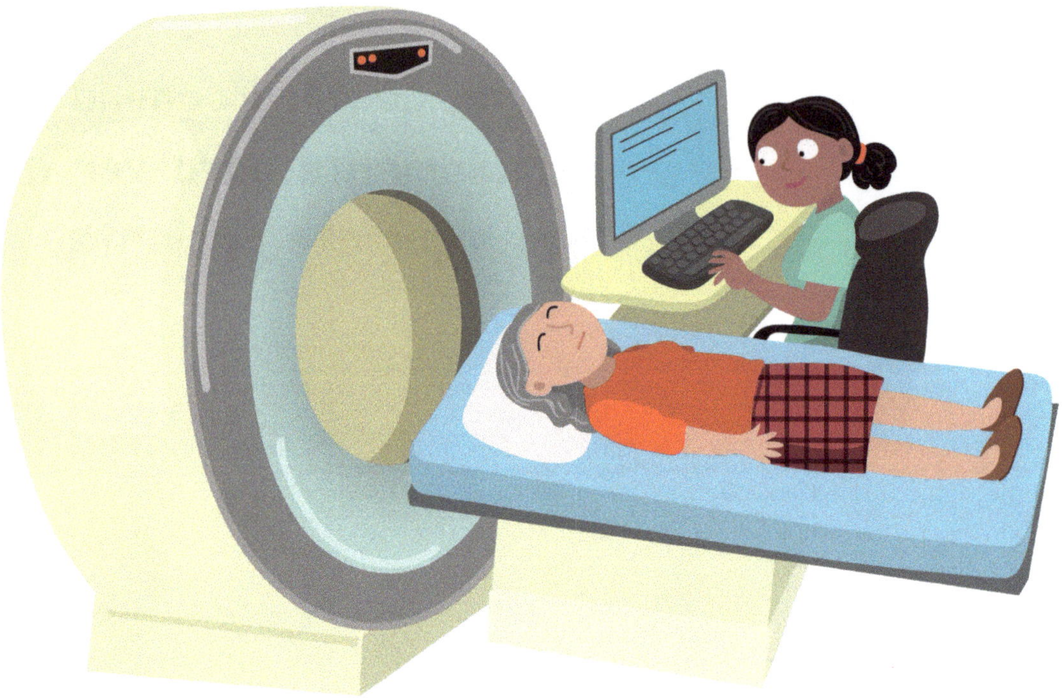

Un técnico en tomografía (CT) maneja el escáner de tomografía para ver los diferentes órganos y tejidos dentro del cuerpo del paciente.

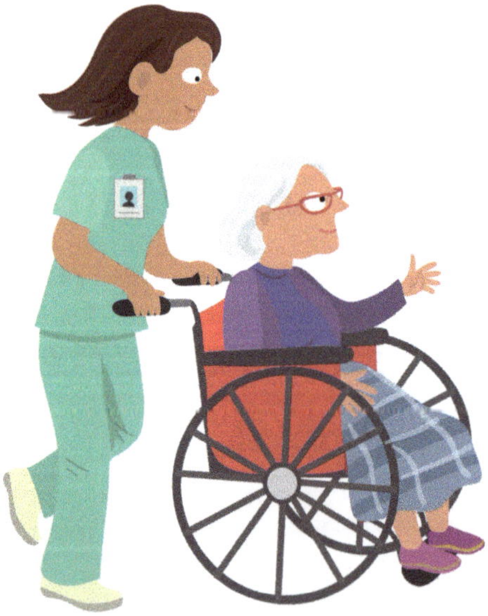

Un transportador de pacientes está llevando a esta señora a su auto fuera del hospital.

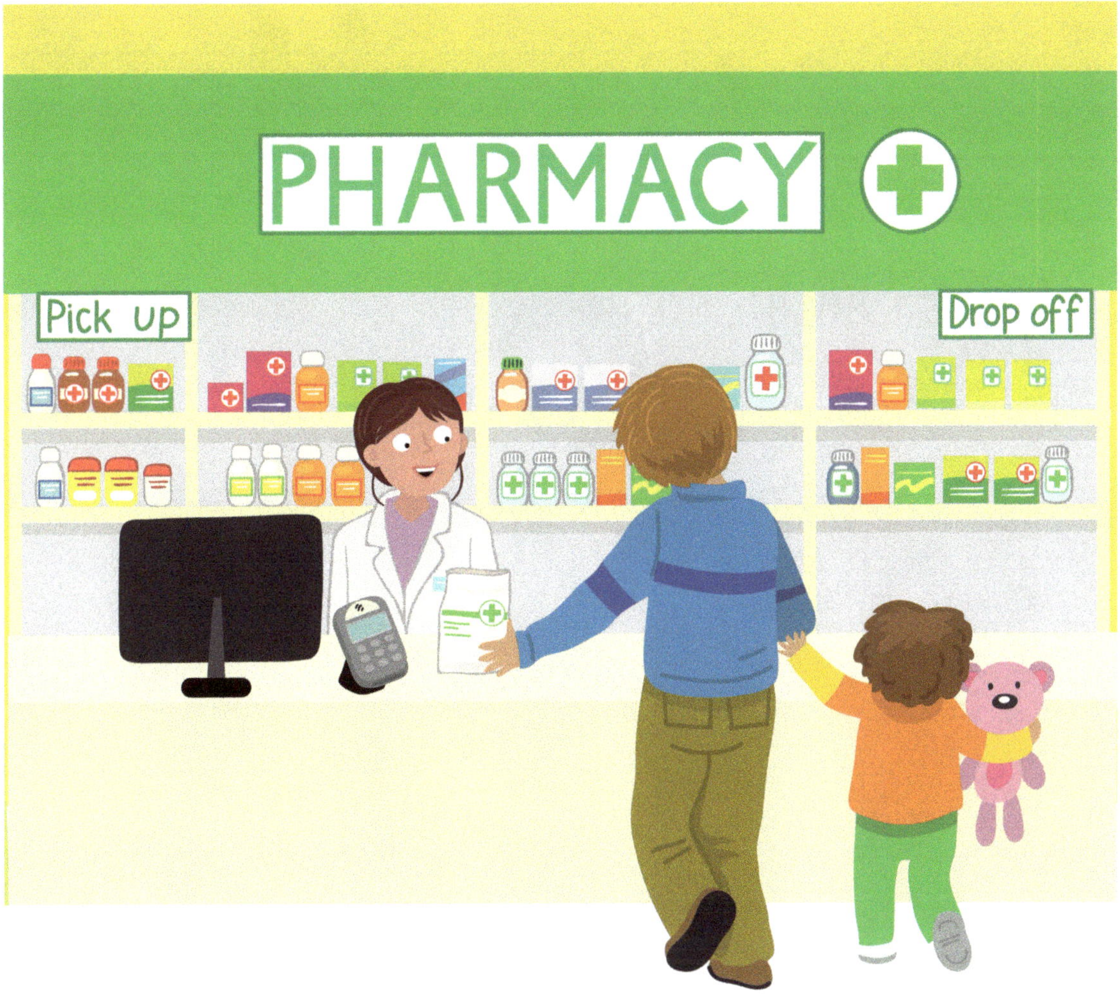


El farmacéutico sabe mucho sobre medicinas y se asegura de que los pacientes reciban la medicina correcta para mejorar.

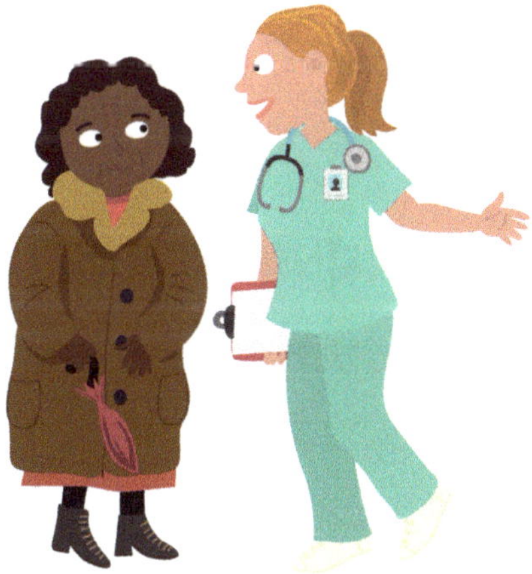

Una estudiante de enfermería (supervisada por una enfermera con licencia) está aprendiendo a ser mejor enfermera.

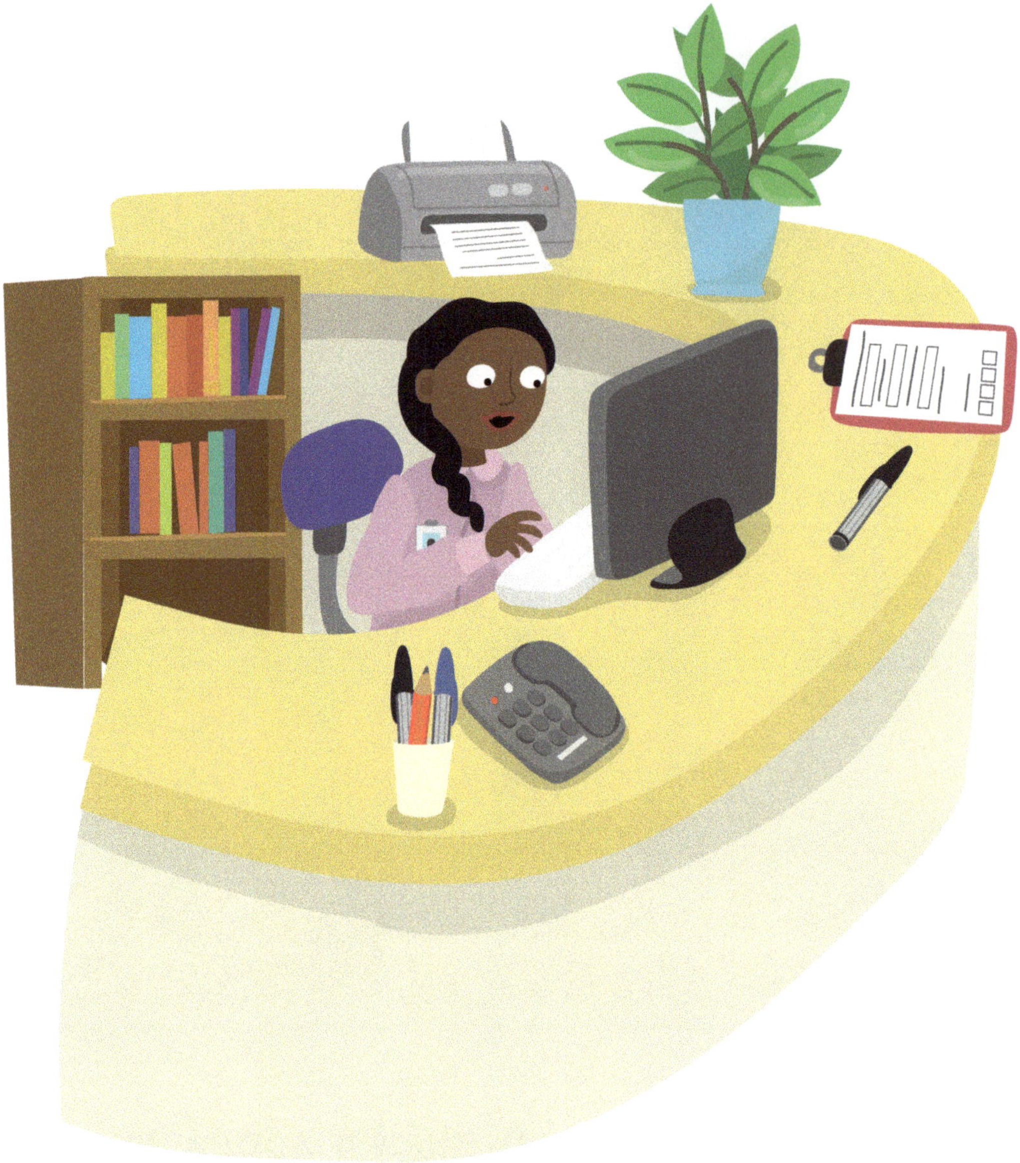

La recepcionista del hospital normalmente está sentada en un escritorio especial cerca de la entrada del hospital, y está allí para ayudar a todos con sus preguntas.

También hay otras recepcionistas que trabajan en diferentes partes del hospital.

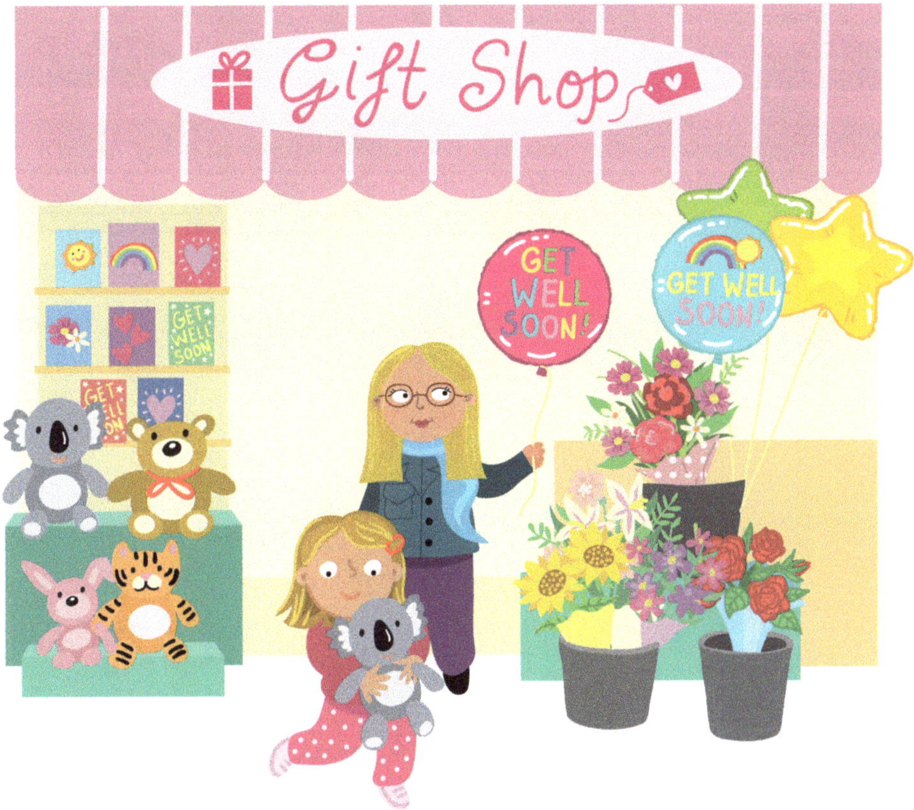


Una trabajadora de la tienda de regalos trabaja en la tiendita del hospital ayudando a los visitantes a elegir globos, flores, peluches u otros regalos para alegrar a alguien.

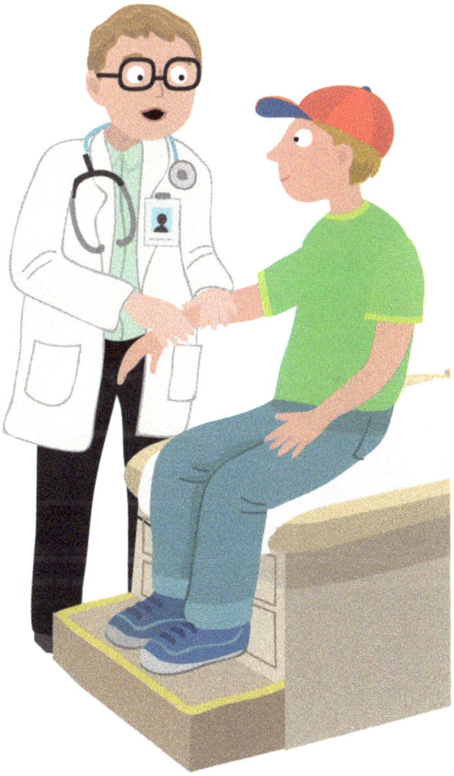

El doctor está examinando el brazo del paciente para asegurarse de que ya sanó y de que el paciente se sienta mejor.

Encuentra estos objetos: helicóptero, ramo de flores, banco, globo, (2) ambulancias, bastón, muletas, fuente, señal de estacionamiento accesible, andador, osito de peluche, scooter para la rodilla, parada de bus

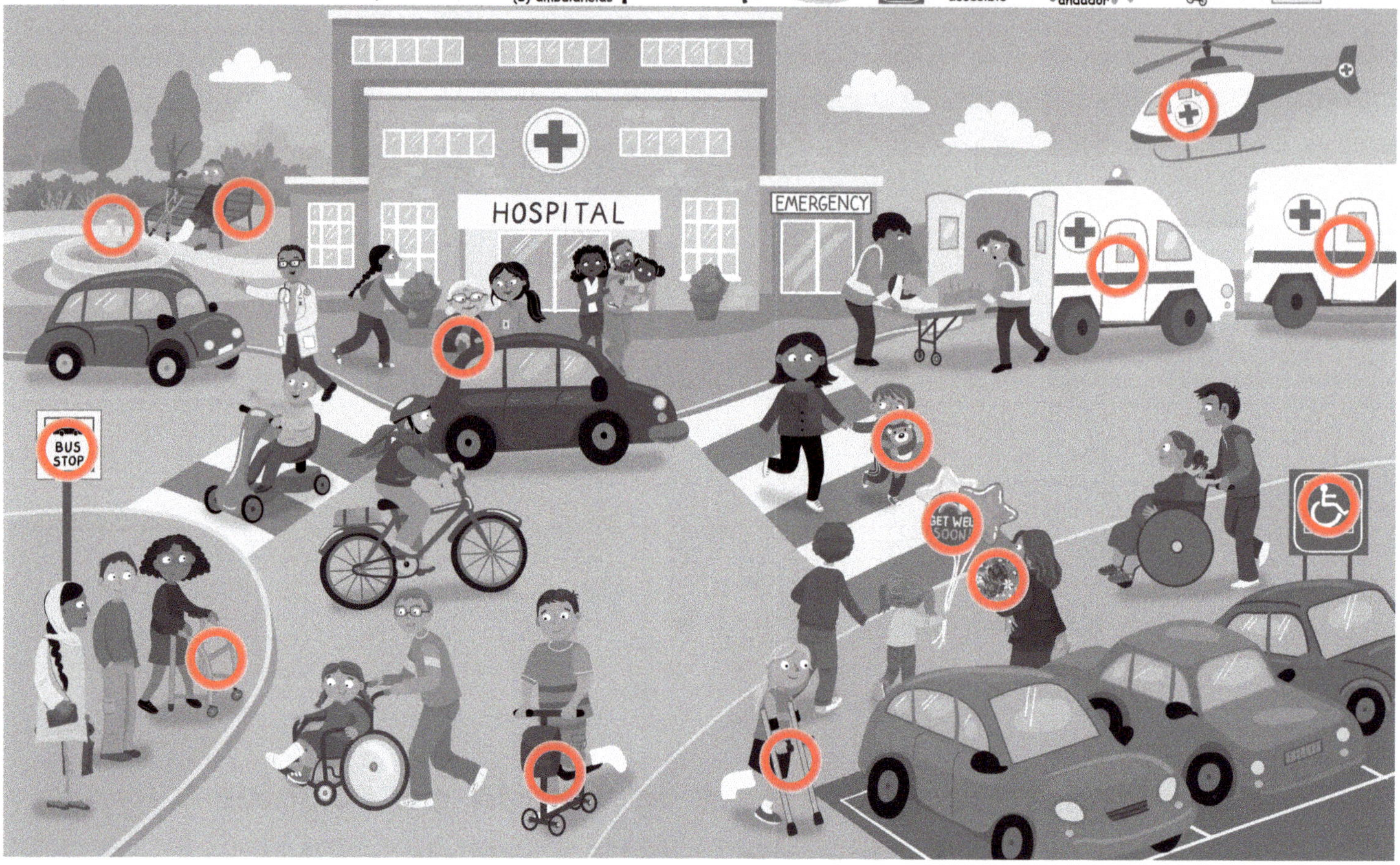


Encuentra estos objetos: (2) koalas, globo, pez payaso, medicina, (3) desinfectantes para manos, (2) bolígrafos, corbata, fax, planta, libro, flores, botones del ascensor, muñeca

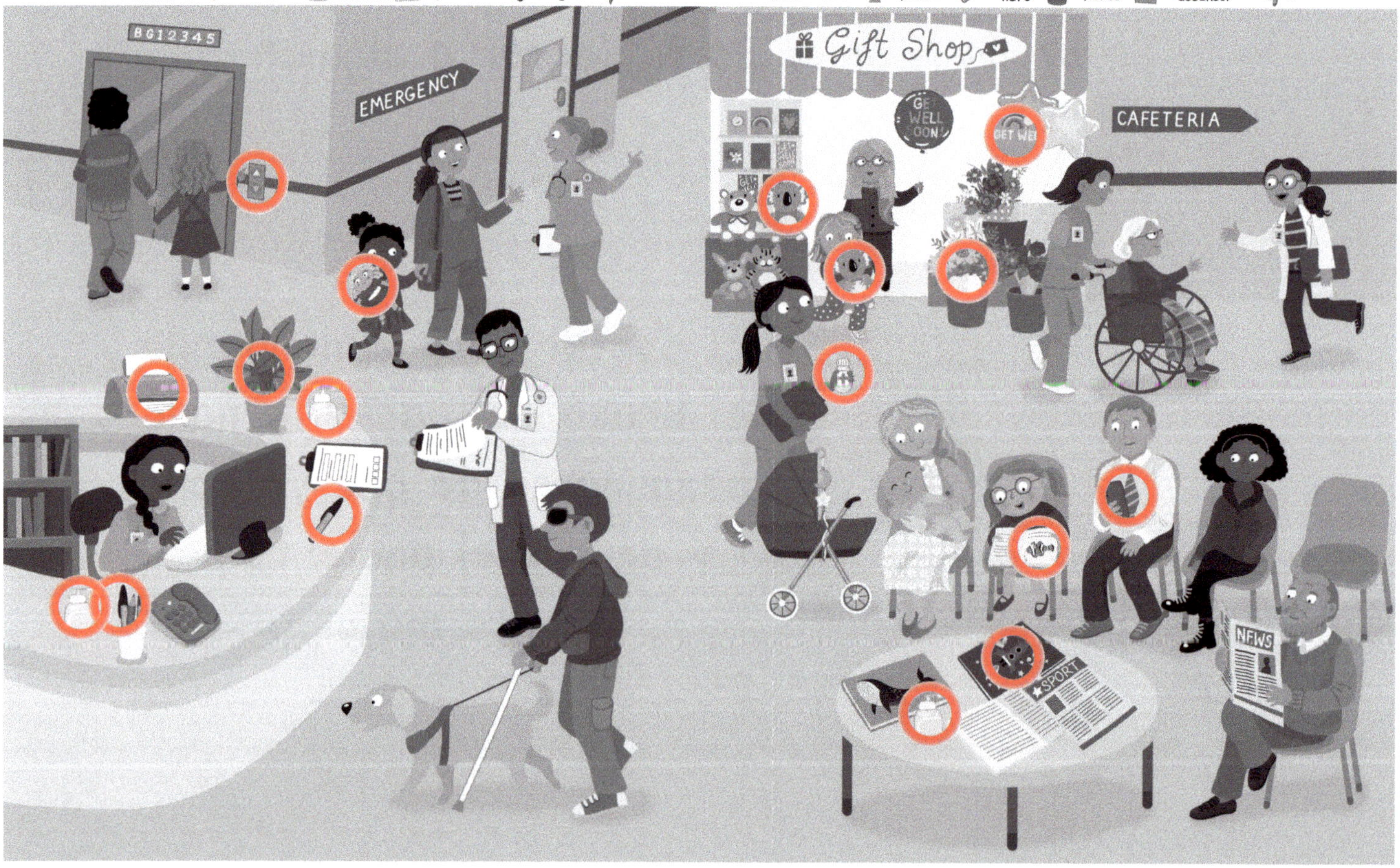

Encuentra estos objetos: radiografía, nota adhesiva, tubos de sangre, carro de emergencias, zapato, teléfono celular, monitor, balde, cachorrito, brazalete para presión arterial, (2) teléfono, bolso

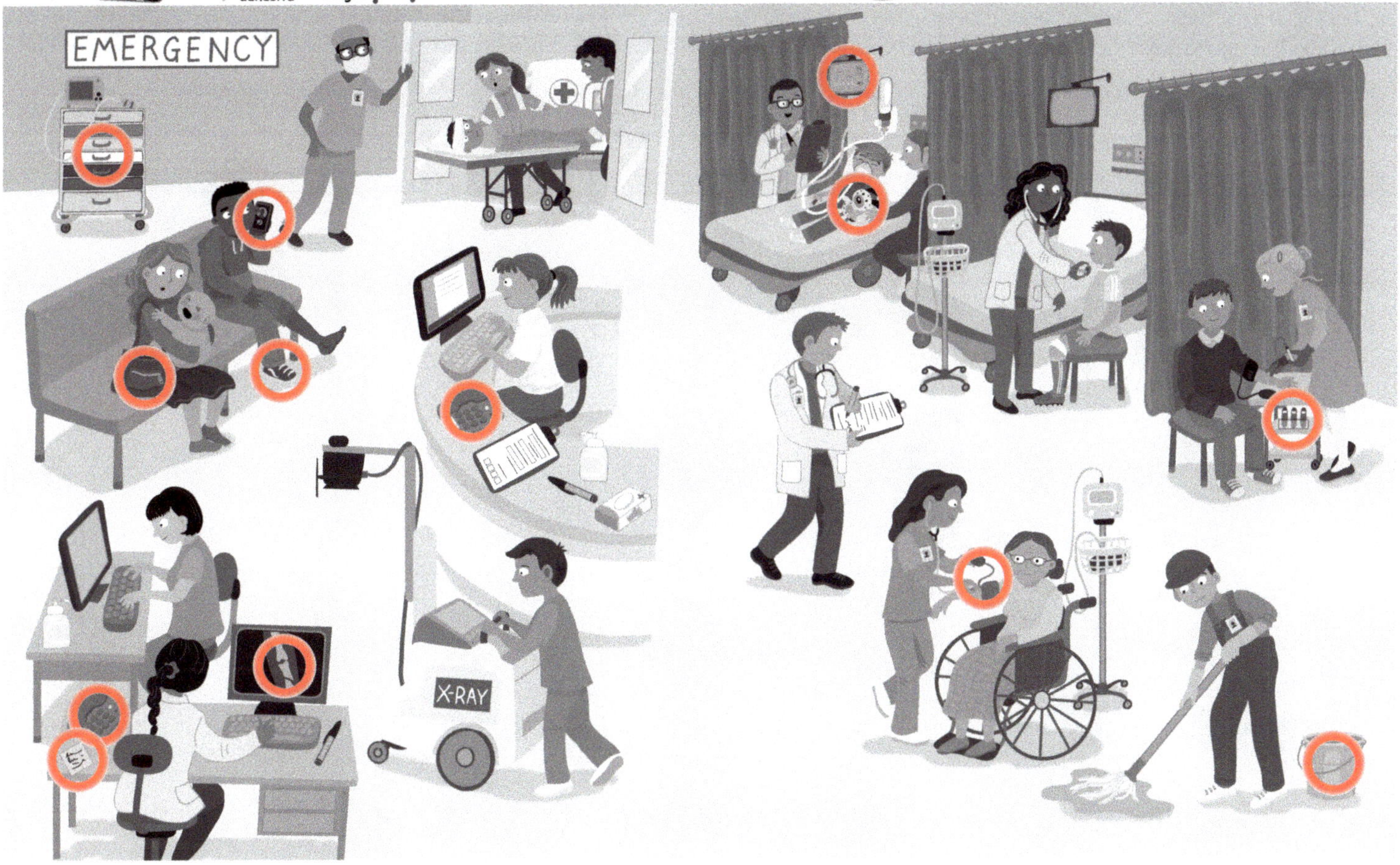


Encuentra estos objetos: naranja, yogur, gaseosa, leche, batido, cuchara, (7) tenedores, (8) botellas de agua, hot dog, espaguetis con salsa, (2) hamburguesas, dinosaurio

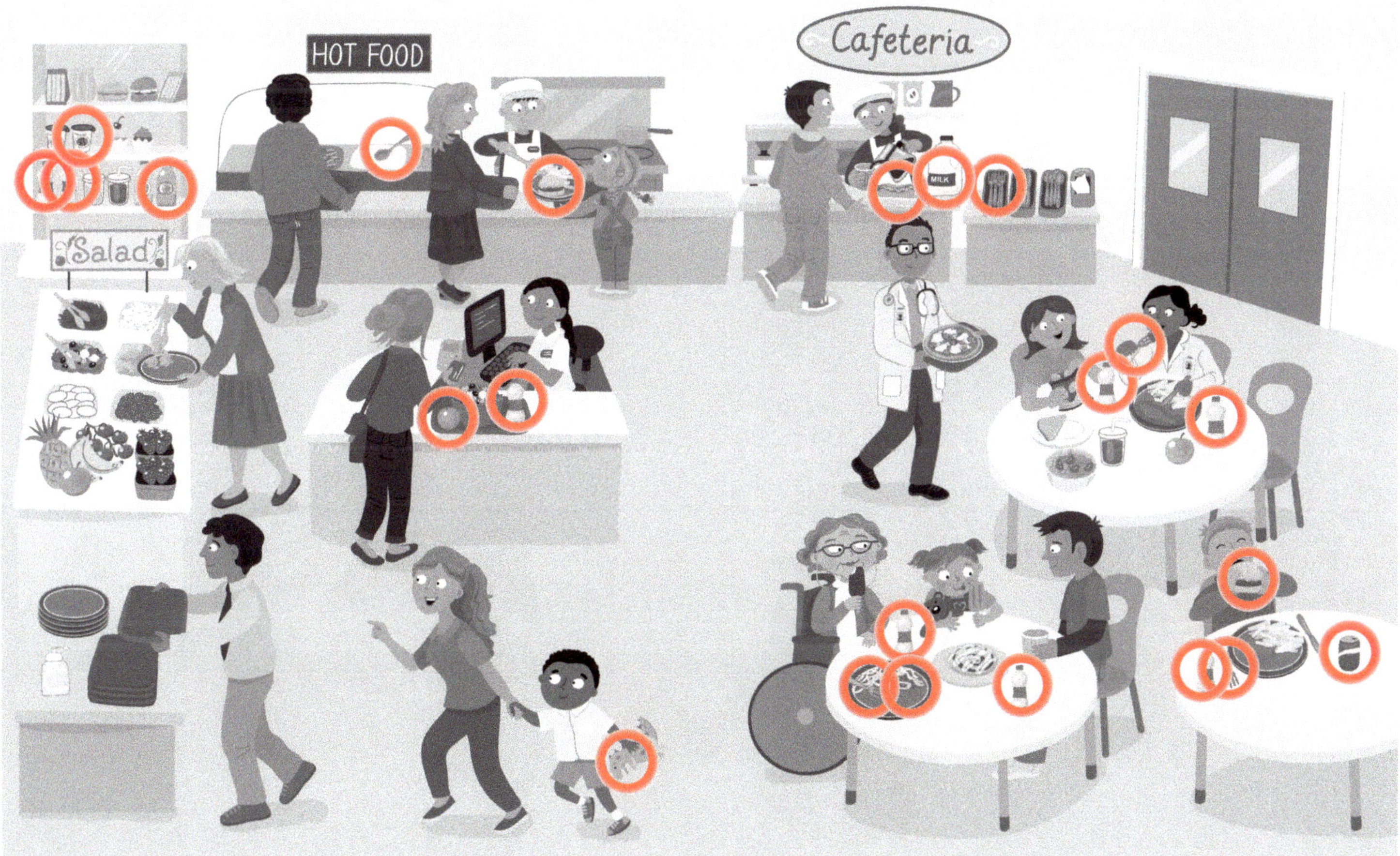

Encuentra estos objetos: gorra, libro, osito de peluche, lavamanos, teléfono celular, (3) estaciones de pared, zapato, revistero y periódico, (2) cestos para ropa de cama, mochila, (4) cajas de guantes, gorro de lana

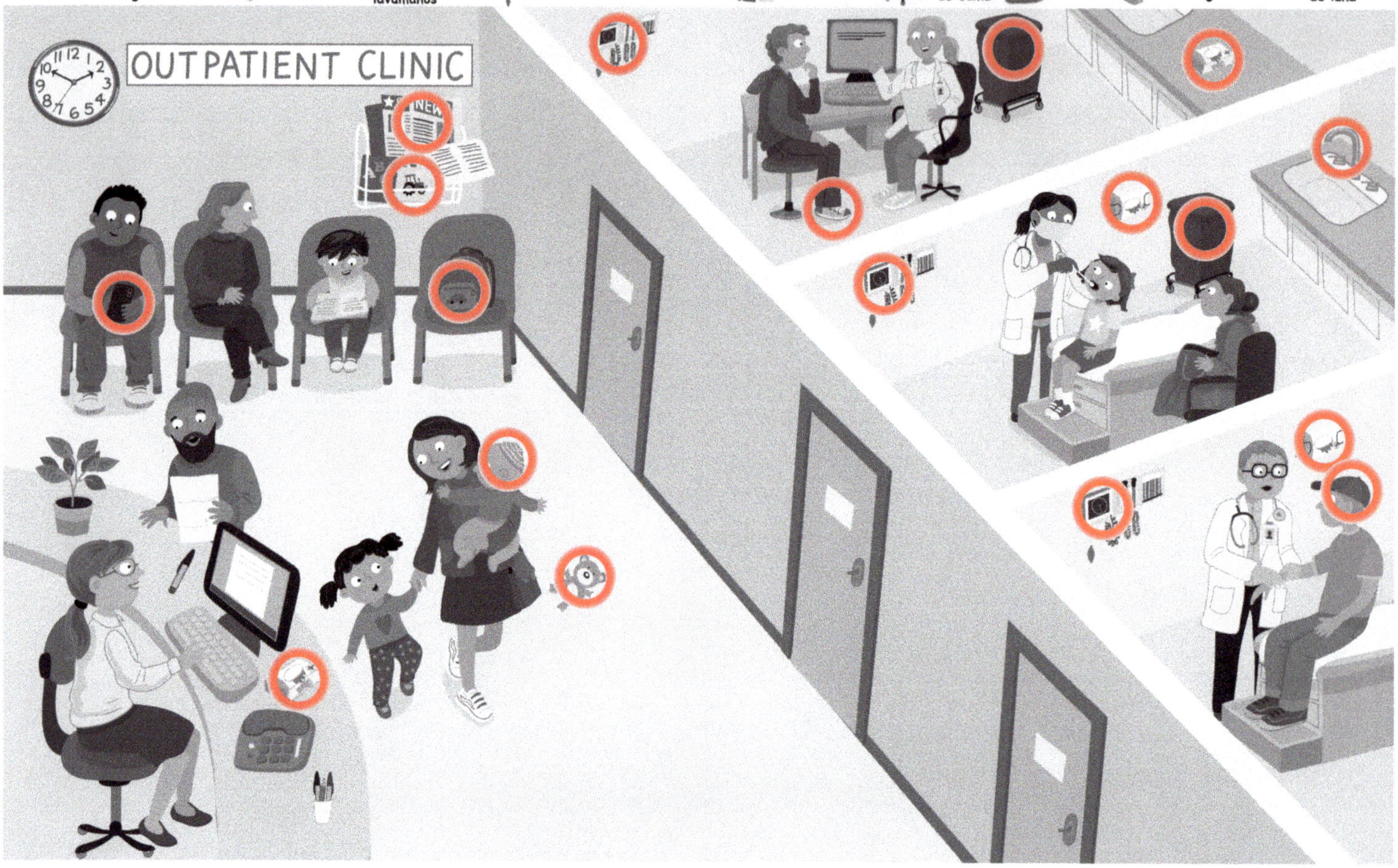


Encuentra estos objetos: (2) banquitos, bolsa de medicina, (2) botas, (2) carros de laboratorio, computadora, máquina de pagos, (3) cajas de medicina, medicina en botella, (2) mesas con ruedas, (3) sillas para extracción de sangre, mochila, bolso

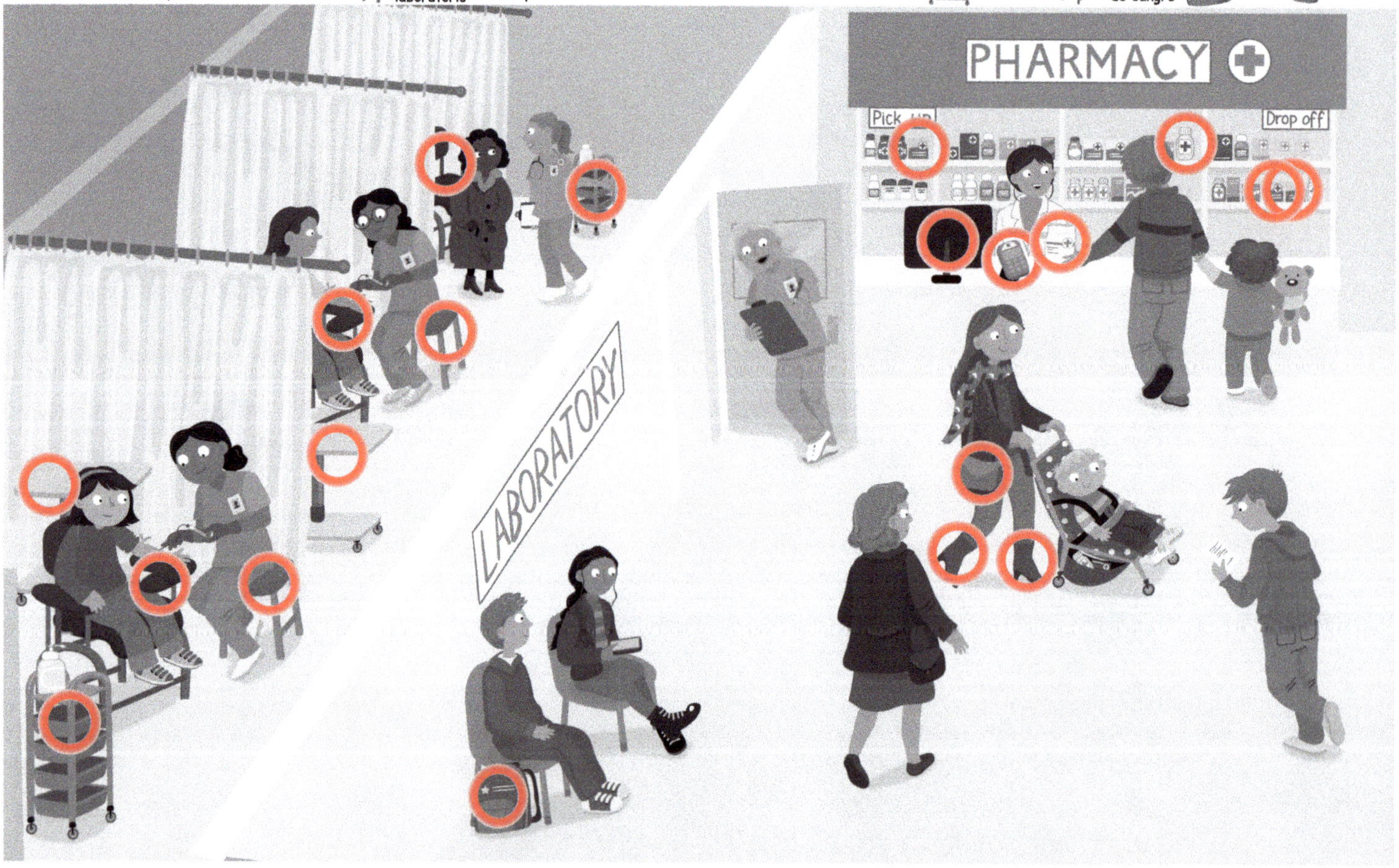

Encuentra estos objetos: (2) portavasos de lapiceros · imagen de ultrasonido · radiografía · periódico · (2) lámparas · (3) cajones · (6) sillas · (2) cajas de guantes · máquina de rayos X · radiografía de pierna · muletas · planta

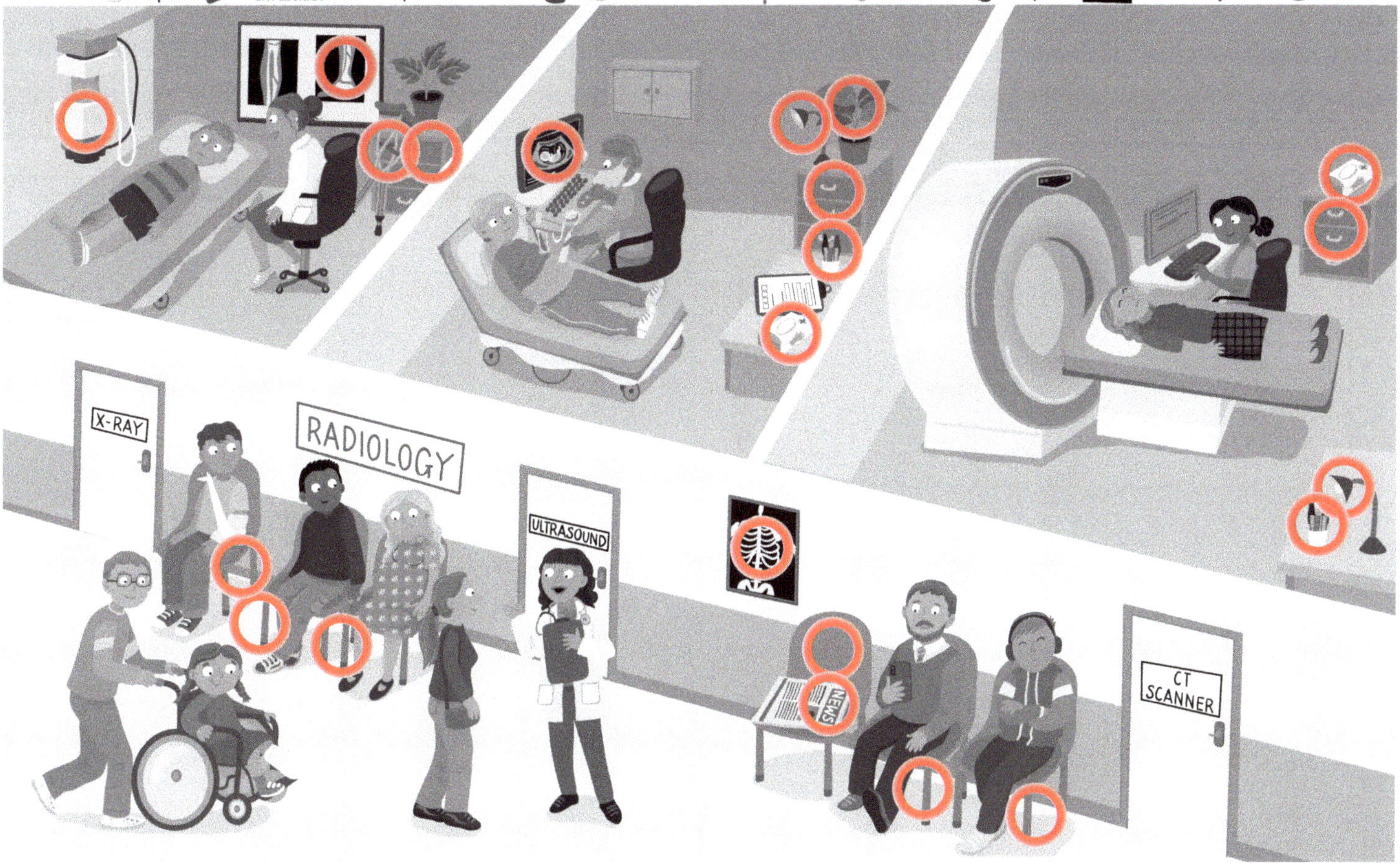


Encuentra estos objetos: (3) monitores de signos vitales · (2) cajas de guantes · cesto de basura · notas del doctor · computadora portátil · tijeras · banquitos · balde quirúrgico · teléfono · (2) luces quirúrgicas · silla de ruedas · (6) cubrezapatos

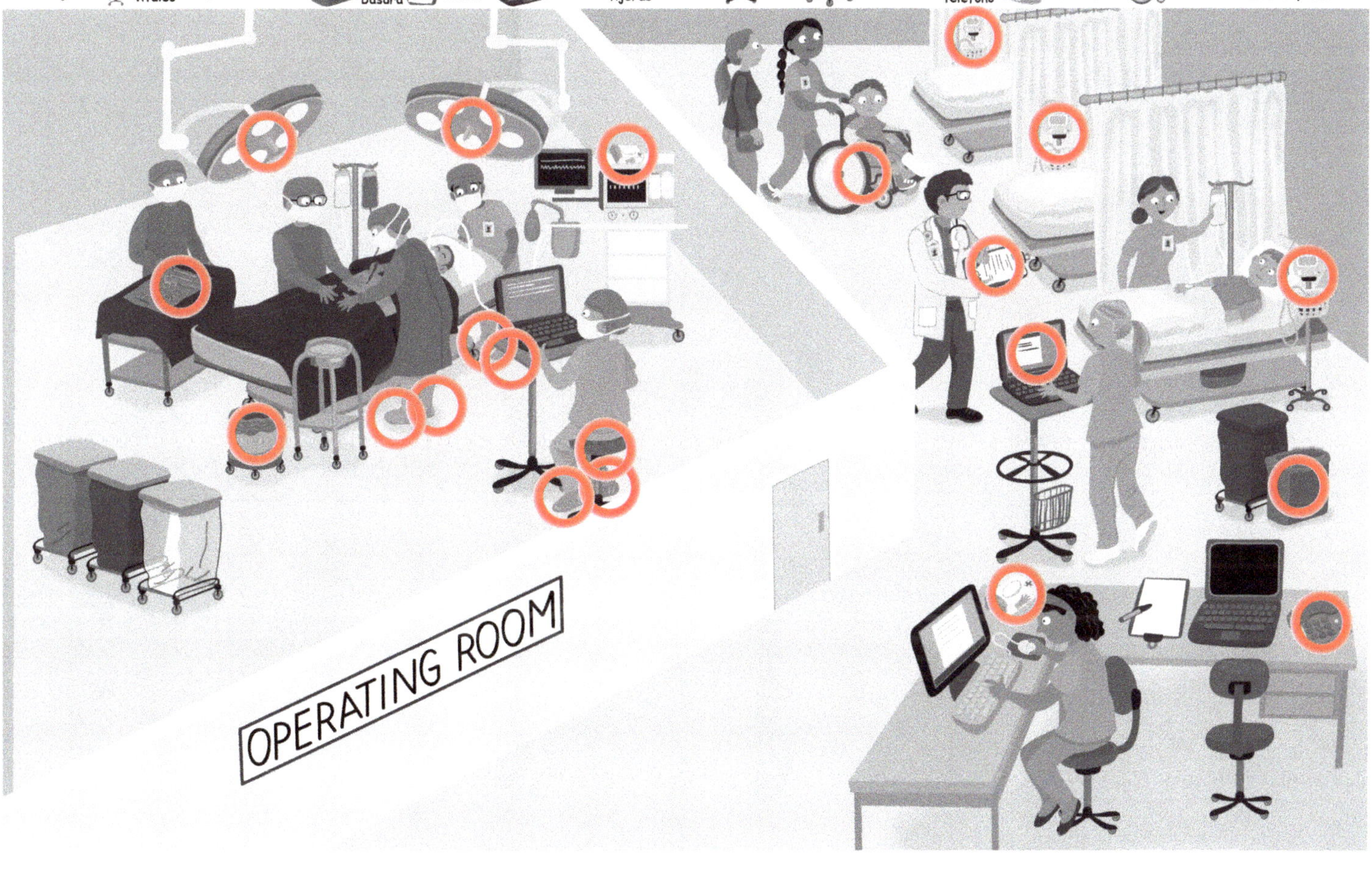

Encuentra estos objetos: sombrero · pintura · silla para bebé · teclado y ratón · bolso de hombro · agua · cuadro · pelota de ejercicios · calentador para bebé · osito de peluche · silla mecedora · flores

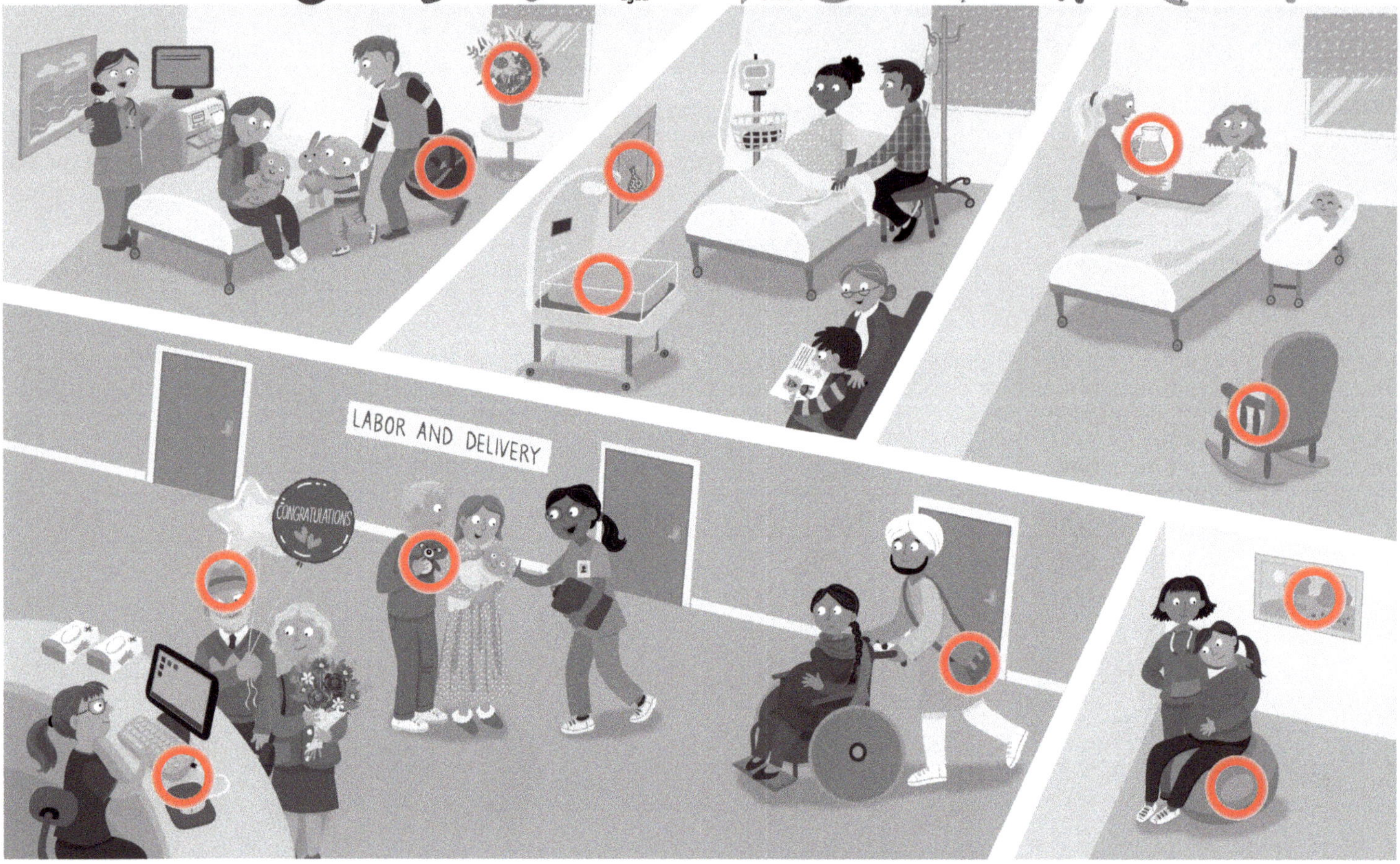


Encuentra estos objetos: piezas de rompecabezas · oxímetro de pulso · portapapeles · (2) mascarillas · (5) estetoscopios · silla de ruedas · pelota de ejercicios · soporte de suero y bomba · bloques · (6) credenciales · botella de medicina · lámpara

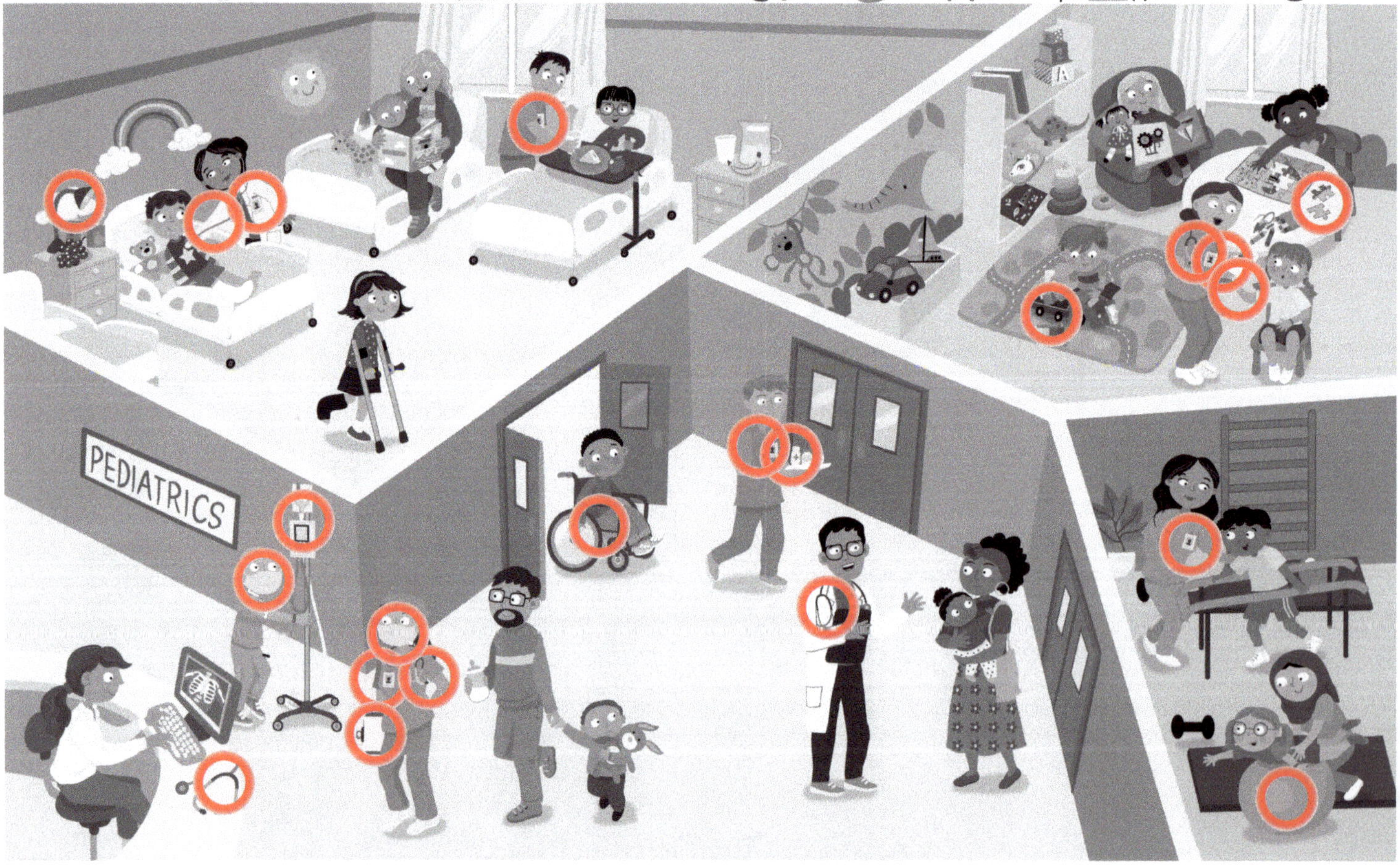

## ¿A tu hijo le gustó este libro?
## Si es así, ¡me encantaría saberlo!

www.amazon.com/gp/product-review/B0GXLJRH9L

Para ver otros títulos, por favor visita:

www.fzwbooks.com

Ponte en contacto con la autora

**Correo electrónico: books@fzwbooks.com**
facebook/instagram: @FZWbooks

# ¡Disponible Ahora!

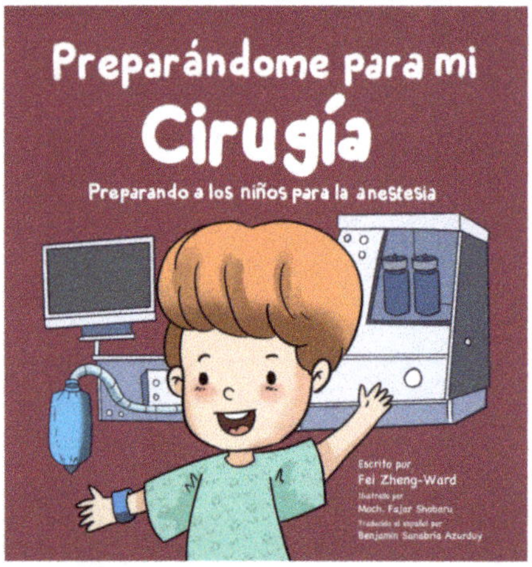


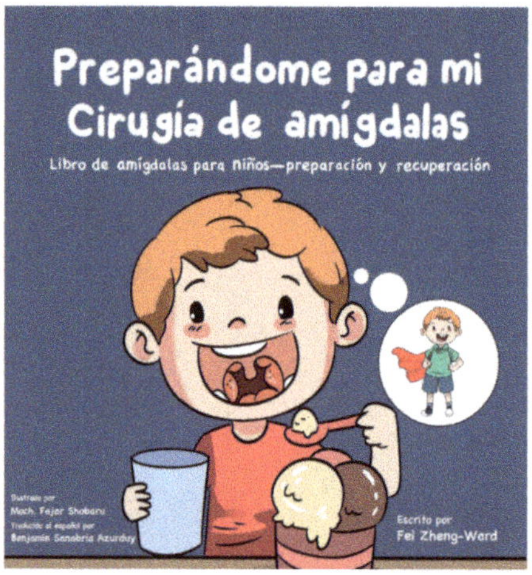


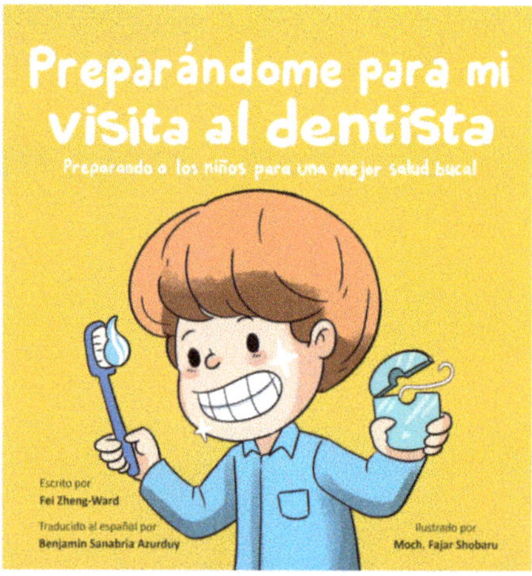


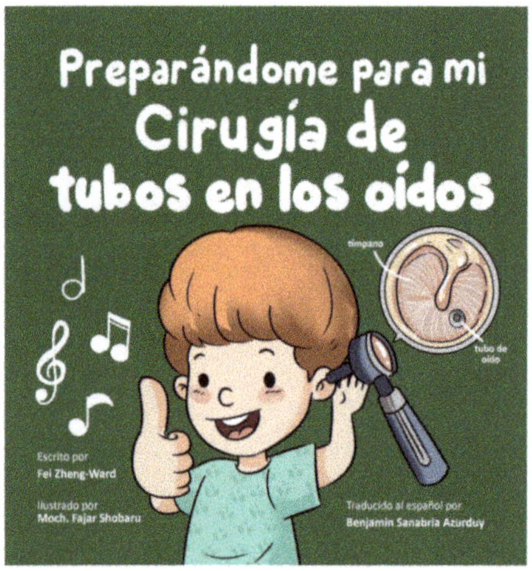


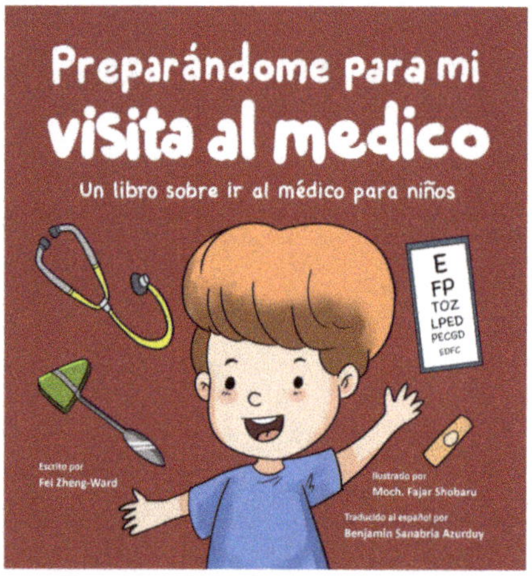


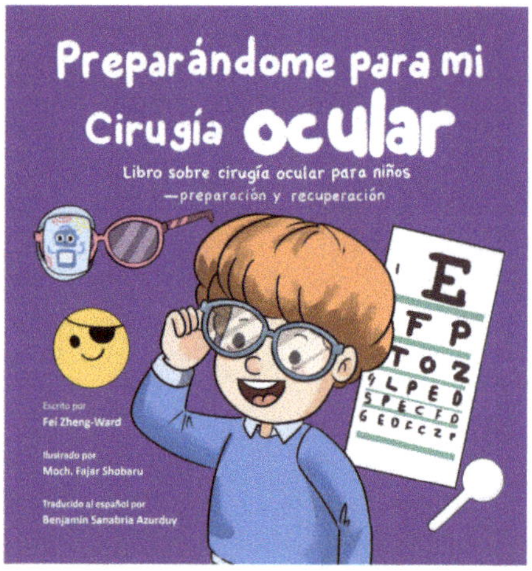


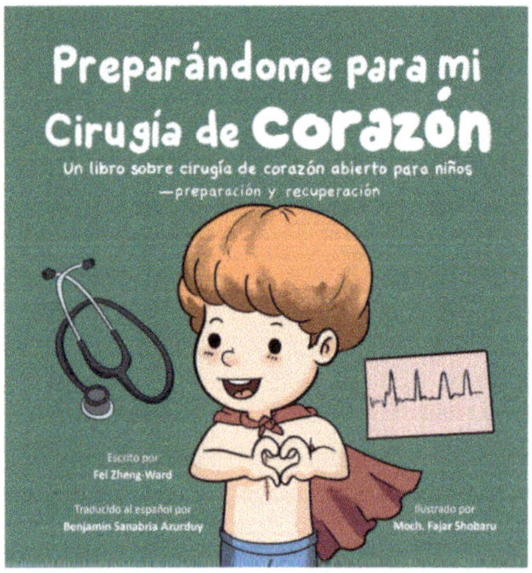


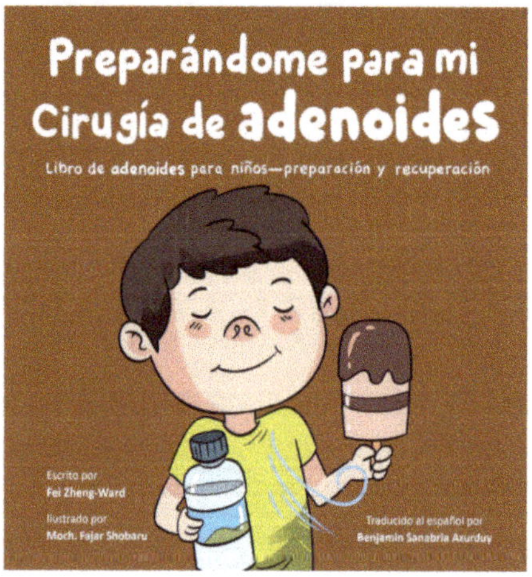


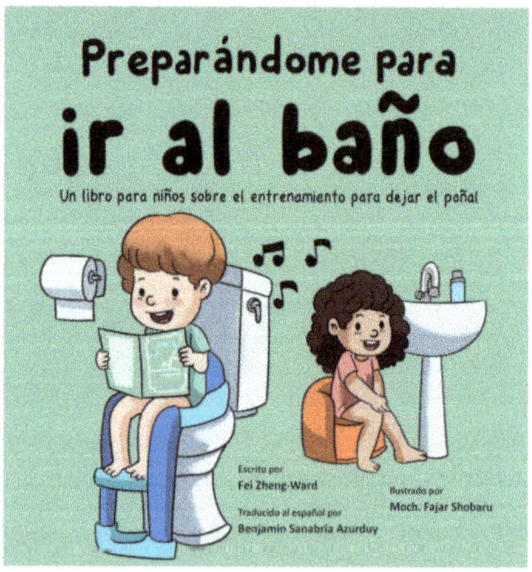

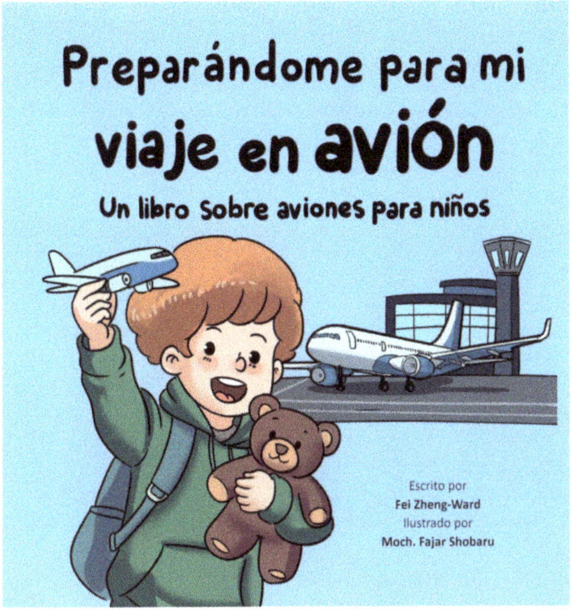
Preparándome para mi
viaje en avión
Un libro sobre aviones para niños
Escrito por
Fei Zheng-Ward
Ilustrado por
Moch. Fajar Shobaru

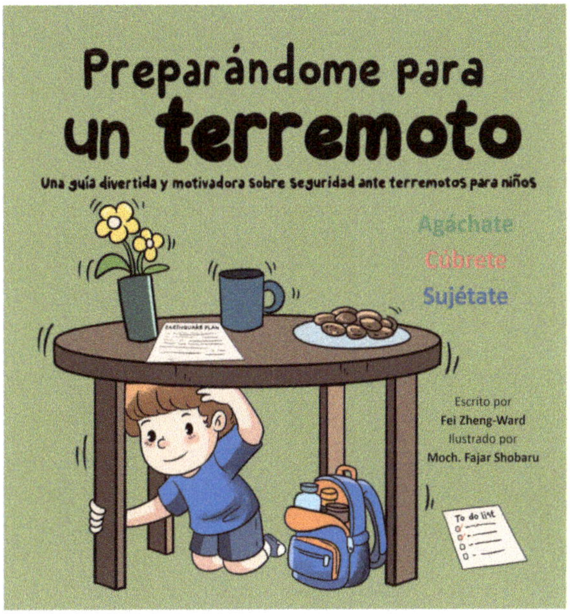
Preparándome para
un terremoto
Una guía divertida y motivadora sobre seguridad ante terremotos para niños
Agáchate
Cúbrete
Sujétate
Escrito por
Fei Zheng-Ward
Ilustrado por
Moch. Fajar Shobaru
To do list

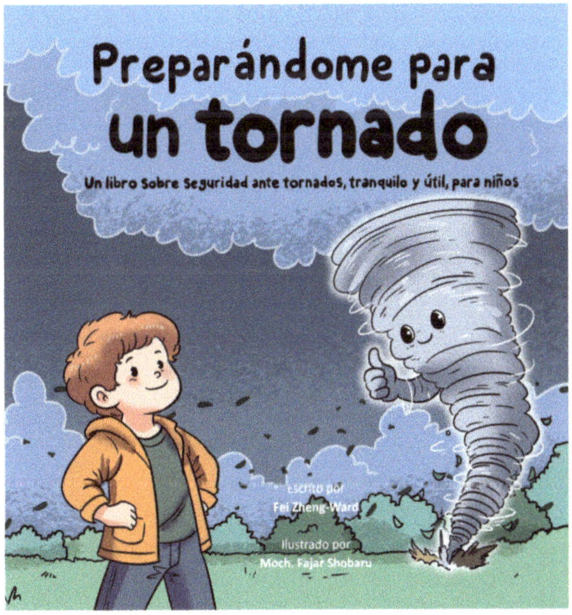
Preparándome para
un tornado
Un libro sobre seguridad ante tornados, tranquilo y útil, para niños
Escrito por
Fei Zheng-Ward
Ilustrado por
Moch. Fajar Shobaru

www.ingramcontent.com/pod-product-compliance
Lightning Source LLC
LaVergne TN
LVHW070911210926
848482LV00017B/1051